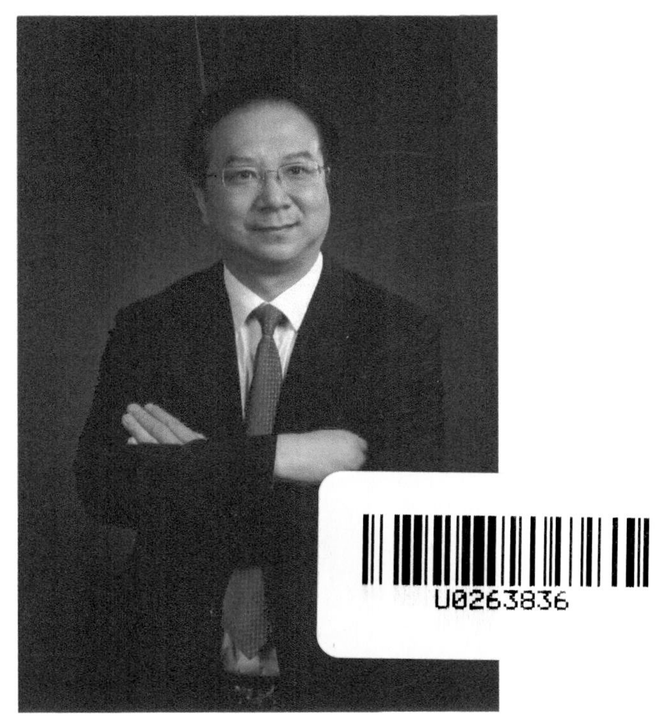

杨思进

杨思进，主任中医师，二级教授，国务院政府特殊津贴专家，硕士研究生、博士研究生及博士后导师，国家中医药管理局领军人才传承创新团队带头人，全国老中医药专家学术经验继承工作指导老师，四川省中医药院士后备人才，天府名医，四川省学术技术带头人等。他是国内知名中医、中西医结合专家，师从国医大师王琦院士，先后担任中国中医药信息学会脑病分会会长、世界中医药联合会急症专业委员会副会长、世界中医药联合会医院管理专业委员会副会长等职。他还是国家中医药服务出口基地、中国 - 葡语系国家和地区中医药国际合作基地、国家中医药防治心脑血管重大疑难疾病传承创新团队、国家中医临床研究基地、国家中医心血管病临床医学研究中心分中心、国家区域中心（脑病）、高级卒中中心、国家胸痛中心、国家心衰中心、国家房颤中心等项目负责人及学术带头人。他从事心脑血管疾病医教研产及管理工作36年，基于团队首次提出的“风药开玄”理论，创新性提出了“心玄府”“脑玄府”及“玄络”新概念，先后负责主持各级科研项目100余项；发表学术论文400余篇（其中SCI论文56篇，影响因子10分以上2篇，影响因子5分以上26篇，累计影响因子近300分，含ESI高被引论文1篇，*Small*杂志封面论文1篇）；主编参编专著及教材40余部；授权发明专利4项、实用新型专利6项；组织及牵头研发院内纯中药制剂60余种、专科制剂20余种，产值2.5亿余元；主持研发中医药大健康产品10余种，先后到俄罗斯、捷克、西班牙等23个国家和地区传播中医药文化、推介大健康产品及新冠中药制剂，牵头成立了4个海外中医中心；实现科技成果转化1项（转化金额：1050万元）；牵头成立中西医结合研究所1个、研究院2个、中医药科技开发公司2个；牵头/参与制定指南和专家共识5项；近年来，先后主办/承办/协办国际学术会议18场；先后赴国内外开展专业及管理讲座342场；获省部级以上科技进步奖10余项，其中杨思进教授牵头与巴基斯坦卡拉奇大学教授阿塔·拉曼院士团队的国际合作项目荣获2019年度国家国际科学技术合作奖，该奖项是我国国际科技合作中医药领域首次政府最高奖；获国际国内领先水平的科技成果评价3项；先后培养硕士、博士、博士后及师承继承人100余人。他入选中国敬业奉献好人榜，先后荣获中国百佳医院院长、最具领导力中国医院院长、健康四川·大美医者等荣誉称号。

国家中医临床研究基地、国家中医药服务出口基地资助出版

厨房里的“中药房”之

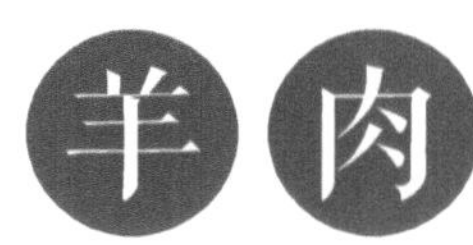

◎杨思进 主编

科学出版社
北京

内 容 简 介

羊肉作为百姓餐桌上常见的食物，不仅营养价值丰富，还具有良好的药用价值，是药食两用的上品。本书详细介绍了羊肉的药用及食用价值，系统梳理历代医家对羊肉的药食两用的认识，并罗列了与羊肉相关的药膳及食膳的烹制方法，收方有据，体量较大，做法简单，解说严谨，科学实用。

书本语言通俗易懂，便于读者学习和操作，能让读者看得懂、学得会、用得上，适合普通大众阅读。

图书在版编目（CIP）数据

厨房里的“中药房”之羊肉 / 杨思进主编 . —北京：科学出版社，2024.7

ISBN 978-7-03-078457-5

Ⅰ. ①厨… Ⅱ. ①杨… Ⅲ. ①羊肉－食品营养－研究 Ⅳ. ① R151.3

中国国家版本馆 CIP 数据核字 (2024) 第 087638 号

责任编辑：陆纯燕 / 责任校对：谭宏宇
责任印制：黄晓鸣 / 封面设计：殷 靓

科学出版社 出版
北京东黄城根北街 16 号
邮政编码：100717
http://www.sciencep.com

广东虎彩云印刷有限公司印刷
科学出版社发行 各地新华书店经销

*

2024 年 7 月第 一 版 开本：890 × 1240 A5
2025 年 4 月第三次印刷 印张：6 5/8
字数：143 000

定价：48.00 元

（如有印装质量问题，我社负责调换）

《厨房里的“中药房”之羊肉》
编委会

主　编

杨思进

副主编

陈孟利　杨露银

编　委

（按姓氏笔画排序）

马艳萍　王饶琼　毛西彦　任　维　任桂林

刘　平　刘　芳　刘　薇　刘天助　刘佳利

刘增金　〔巴基斯坦〕玛雅·马扎尔　杨浩然

何汶璐　汪建英　张小玉　陈　丽　罗　钢

贾渴冉　顾兴科　郭伍斌　梁　盼　韩　梅

蒲清荣　黎　琼　黎炳护　潘道林

序

自古药食同源，医养同用。中国很早就已重视药食同用以养生疗疾，《素问·五常政大论》曰：“药以祛之，食以随之。”《素问·脏气法时论》曰：“毒药攻邪，五谷为养，五果为助，五畜为益，五菜为充，气味合而服之。”孙思邈在《备急千金要方·食治》中亦云：“安身之本，必资于食。救疾之速，必凭于药……夫为医者，当须先洞晓病源，知其所犯，以食治之。食疗不愈，然后命药。”这些论述充分反映出古代医家对药物与食物、药治与食疗之间关系的认识，可谓“药食同源”思想的医学起源。

药膳作为中国传统医学知识与烹调经验相结合的产物，它既不同于一般中药方剂，又有别于普通饮食，是一种兼具药物功效和食品美味的特殊膳食。它“寓医于食”，既将药物作为食物，又充分利用了食物的药用价值；既能以食滋养安生，又能以药防病治病，食药搭配而强身健体、延年益寿。因此，食疗药膳的制作和应用，除了是一门以药入食的科学，更是一门养生艺术。

在诸多药食之中，羊肉极具代表性。羊是我国主要肉用家畜之一，因其肉质细嫩、味道鲜美且食用后易于消化，是老弱妇幼皆宜、医食兼优的冬令进补佳品。作为常见食材，羊肉流行于全国各地，吃法各异，烹调形式多样，烧、卤、酱、炖、炒、涮、熘等皆可。同时，羊肉还具有药用价值。中医认为，羊肉性热、味甘，具有温中暖肾、益气补虚的功效，对多种阳虚精亏证均有治疗和补益效果。羊肉作为“血肉有情之品”，寒冬食用能补气滋养，温中散寒，促进体内血液循环，强身健体，因此也有将羊肉与大补元气的人参相提并论，故有“人参补气，羊肉补形”之说。

《厨房里的“中药房”之羊肉》一书以羊肉为主线，从食疗药膳的基础知识、羊肉的食用及药用价值、羊肉的具体药膳几部分入手，全方位介绍羊肉的前世今生及烹制方法，同时又从中医角度介绍了膳食功效作用，能满足广大群众的饮食及养生保健需求。

本书作者杨思进教授，从事中医、中西医结合医教研产工作30余年，为国家中医临床研究基地脑出血中心主任，国家中医心血管病临床医学研究中心分中心主任，是著名中西医结合心脑血管疾病专家，于养生一途也颇有创见。我与他相识已久，早年我受国家中医药管理局委派担任西南地区中医药文化建设先进单位评选专家时，曾到泸州医学院（现西南医科大学）考察，他给我留下了深刻印象。后来他回到成都与我同在成都中医药大学附属医院门诊，接触更多，彼此了解更深。今蒙杨教授抬爱，托以书序，不胜荣幸，乐以为之。

马烈光[1]

2023年10月20日

---

1 马烈光，男，全国中医养生学科创始人、全国中医药高等院校教学名师、全国中医药文化建设先进个人。现为成都中医药大学资深教授、博士研究生导师、养生康复学院名誉院长、贵州中医药大学中医养生学院名誉院长、《养生杂志》主编、全国老中医药专家学术经验继承工作指导老师、国家中医药管理局“中医养生学”重点学科带头人、国家中医药管理局养生健康产业发展重点研究室学术带头人、国家中医药管理局中医药文化科普首批巡讲专家及评审专家、四川省名中医、四川省中医药学术与技术带头人、世界中医药学会联合会养生专业委员会会长等。

前言

药膳是祖国医药学的重要组成部分之一。它在防病治病、滋补强身、抗老延年方面具有独到之处。数千年来，它为中华民族的繁衍昌盛做出了贡献。中国药膳不是食物与中药的简单相加，而是在中医辨证配膳理论指导下，由药物、食物和调料三者精制而成的一种既有药物功效，又有食品美味，用以防病治病、强身益寿的特殊食品。

中国地大物博，羊群数量庞大，种类繁多，造就了源远流长的羊文化。羊不仅是游牧民族主要的生活及收入来源，也是农耕社会富裕的符号，还被华夏先民选作祭拜祖宗的祭祀用品，进而被人们赋予了情感层面的特殊意义。千百年来，羊肉已经成为中国人日常生活的重要组成部分，通过各种方式精心加工的羊肉，在满足华夏先民味蕾的同时，也逐渐成为一种文化基因，渗透到每一个百姓的精神世界里，如古诗词所言“烹羊宰牛且为乐，会须一饮三百杯”“浅酌低唱，饮羊羔美酒耳”等无不体现羊肉及其制品带给百姓的满足感。

若将药膳与羊肉结合，又会碰撞出怎样奇妙的火花呢？在色、香、味、形、态中体验羊肉的鲜美，在炖、煮、炒、蒸、涮中追求膳食的调和。羊肉与药材的结合，美食与养生的融汇，一道道珍馐美馔的出现，是中华岐黄学术思想的延续，是华夏中医药文明的承载，是药食同源理论的佐证。

食疗药膳卷帙浩繁，以羊肉为主线的膳食书籍却寥寥可数，为继承发扬中医食疗药膳治病健身的精髓，发扬食疗药膳新方剂和新功效，笔者结合多年行医经验，联合中医界同道，共同组织编写了这本《厨房里的“中药房”之羊肉》，希望能给广大读者，尤其是羊肉爱好者疗疾保健带来帮助。

由于编者水平有限，如有不尽或不当之处，敬请广大读者不吝赐教，批评指正。

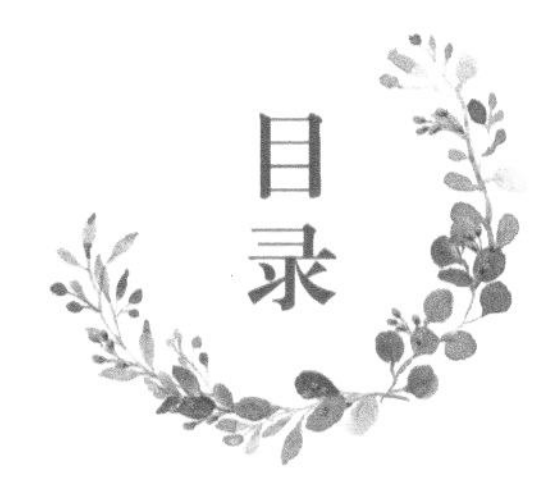

目录

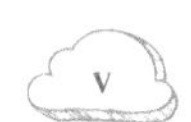

壹 食疗药膳知识

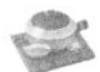

中医食疗药膳是我国中医学宝库的重要组成部分，在疾病治疗、巩固治疗效果及疾病预防方面发挥了极其重要的作用。药膳主要是以食物作为主体，并辅以滋补类药物或者其他具有特定功能效用的药物，经过熬制等烹调而成的膳食。药膳具有药物之性、食物之味的特点，具备强身、治病的双重功效。食疗是我国古代比较常用的一种治疗方法，《周礼·天官》中明确记载“食疗”位居诸医之首，这表明食疗药膳在调配、治疗疾病方面的“重要地位”。《素问·六节藏象论》中也有“地食人以五味”的论述，并说“五味入口，藏于肠胃，味有所藏，以养五气”，即五脏受五味的滋养，才能使气血津液充盛，体现出的就是正常的生命活动。

食疗药膳定义和种类

食疗药膳，是在中医理论指导下，选用食物，或配合某些药物，经过烹饪加工，制作成具有药用效果的食品，以达到养生保健、防病治病的目的[1]。

在中医学领域中，食物是药膳的主要部分。从本质而言，药膳主要是将中药材和食物相互搭配，在彰显食物本身美味的同时，发挥药物的作用和功效，形成一定的疾病治疗、强身健体的作用，使药物和食物之间相辅相成。

自古以来，有关药膳养生的专著代代相传，如《饮膳正要》《随息居饮食谱》《遵生八笺》等。此外，还有一些药膳养生名方，如秋梨膏、二陈汤、十全大补汤、当归生姜羊肉汤等。许多食材同时也以药材的方式呈现，如红枣、山药、核桃、生姜等，因此，其实通过日常的饮食就可以做到养生。

药膳种类有很多，大体可分为汤羹、茶饮、药酒、菜肴、粥等。它取药材之药性，搭食材之味道，制成药膳，能够对疾病的治疗与预防产生一定的效果。

食疗药膳渊源

食物，不仅能满足生长发育需求，而且还能满足营养消耗需要，是生存之基，立命之本。民以食为天，我们的祖先十分重视饮食对人体的调补、营养及治疗作用[2]。饮食不仅是一种文化，还是一门艺术，如何做到合理膳食、合理营养，其中大有学问。在漫长的历史进程中，经过先人的不断探索与完善，在充分发挥药物治疗功效的同时，保持食物美味的药膳文化源远流长。既能保健强身，延年益寿，开智益脑；又可防病治病的药膳饮食为中华民族的繁荣昌盛立下了汗马功劳，是中华文明史上一页重要的篇章。

药膳可追溯到上古时代。相传姜水流域姜姓部落首领神农氏，始尝百草，开医药先河。《史记·补三皇本纪》载：“神农氏作蜡祭，以赭鞭鞭草木，尝百草，始有医药。”神农为尝百草，一日之间而遇七十毒。神农在与大自然、与疾病的斗争中，

为后世医药事业发展奠定了基础。

先秦时期，中国的食疗理论已具雏形，制作也较为成熟。西周时期，药膳知识进一步丰富，并出现了从事药膳制作和应用的专职人员。《周礼·天官》中就记载了有“食医”专门负责周天子的饮食卫生，并掌握调配每日饮食和依据时令变化调整膳食结构。此外，治疗内科疾病的“疾医”还强调“以五味、五谷、五药类以养其病”。

《黄帝内经》中有许多关于药膳的论述，如《素问·脏气法时论》有“五谷为养，五果为助，五畜为益，五菜为充，气味合而服之，以补精益气”;《素问·五常政大论》有“谷肉果菜，食养尽之，无使过之，伤其正也”的记载。这与现代营养学中提倡的合理营养、合理膳食是一致的，它道出了合理膳食的真谛，即食物种类要齐全，营养要素要平衡，不可偏食亦不可过食。此外，在论述疾病与饮食的关系时，《素问·疏五过论》还提出“凡欲诊病者，必问饮食居处”。强调患者的饮食习惯、食物来源等对治疗疾病的重要性。而“治病必求其本，药以祛之，食以随之”的经典理论，则强调病除之后食养的必要性。

成书于西汉时期的《后汉书·列女传》首载“药膳”一词。该书中有“母恻隐自然，亲调药膳，恩情笃密”的字句。但这里的“药膳”概念并不是专有名词，而是并列的两个词，意思是侍奉生病的人吃药及膳食。

东汉时期为我国药膳食疗学的理论奠基时期。这一时期，医圣张仲景在食疗方面发展了《黄帝内经》的理论，突出了饮食的调养及预防作用，开创了药物与食物相结合治疗重病、急症的先例，还记载了食疗的禁忌及应注意的饮食卫生。在其所著的《伤寒杂病论》中，除了用药物治疗外，还采用了大量的饮食调养方法来配合，如在清热力较强的白虎汤中加入粳米以调养胃气使之不受损；在逐水力较强的十枣汤中用枣汤煎煮以防伤及正气。诸如此类的还有竹叶石膏汤、当归生姜羊肉汤、百合鸡子黄汤、甘麦大枣汤等。

唐代名医孙思邈在《备急千金要方》中专设“食治”一篇，其中共收载药用食物 164 种，分为果实、蔬菜、谷米、鸟兽四大门类，至此食疗已经开始成为专门的学科。孙思邈还指出：“食能排邪而安脏腑，悦神爽志以资气血。”这说明精美的药膳除能发挥药食的双重作用，还能使人心情舒畅。其弟子孟诜集前人之大成编成了我国第一部集药食为一体的食疗学专著——《食疗本草》。该书收录食物和食药两用食物共 291 种，极大地促进和指导了中国药膳的发展[3]。

宋元时期，药膳发展到达了高潮。宋代官修医书《太平圣惠方》中也专设了“食治门”，其中记载药膳方剂已达 160 首[4]。元代中央政府掌管药膳的部门称为“尚食局”，曾一度和“尚药局”相合并。饮膳太医忽思慧所编著的《饮膳正要》为我国最早的营养学专著，首次从营养学的角度出发，强调了正常人的合理膳食，对饮食药膳方面颇有独到见解，是蒙、汉医学结合和吸收外域医学的重要成果。书中对药膳疗法、制作、饮食宜忌、饮食卫生、服药食忌、食物相反、食物中毒和解毒、过食危害等均有详细记载。值得一提的是，该书卷一“聚珍异馔”所记载的膳方共 95 方，其中共有 76 方与羊品有关，有 55 方着重强调了羊肉的用量，另有 21 方还巧妙运用到了羊的其他身体部位[5]。

明清时期，药膳发展更快，既有民间经方、验方，也有宫廷御医调配的药膳良方。《食物本草》是明代宫廷手绘彩本藏书，是卓有功绩的药膳专著。全书内容翔实丰富，用中医药语言生动地介绍了人们生活中常见的近400种食用药材的疗身药用和养生保健价值。此外，李时珍编著的《本草纲目》也收载了众多药膳，仅治病充饥的药粥就达42种，药酒则有75种。这两本书被称为中华中医学文化宝库中的两颗璀璨的明珠。到了清代，诸多各具特色的药膳专著层出不穷，多是在总结前人经验的基础上再进一步拓展的，如《食物本草会纂》共12卷，为水、火、谷、菜、果、鳞、介、禽、兽等10部，收集食物药220种，采辑《本草纲目》及有关食疗本草类之论述，记其性味、主治及附方等。另附二卷，其一为《日月家钞》，载有救荒方、食物宜忌、有毒及解毒、食物调摄、病机赋、药性赋等内容。其二为论述脉法的《脉诀秘传》。在药膳粥食方面，黄云鹄的《粥谱》则可称为药粥方的集大成者。初步统计，到清末为止，有关食疗的著作300多部，而散见于诊籍、医案、医话及其他著作中有关食疗的论述则更多。

近年来，随着人民生活水平的提高和保健意识的增强，健康事业得到了迅速发展。在这一背景下，百姓的养生保健观念发生了深刻变化，全面预防思想越来越受到重视。食疗药膳作为一种重要的保健方式，也受到了广泛欢迎。为了适应这一趋势，我国在食疗药膳领域开展了大量的研究和探索。例如，1985年上海药膳协会成立，随后全国第一家食疗药膳专门研究室也在上海市中医医院内由市卫生局正式批准成立。此后，我国食疗药膳事业不断发展壮大。1994年，北京举办了首届亚洲药膳会议并出版了会议论文集。1995 年，位于北京小汤山康复中心的北京国际药膳博物馆成立；同年，以周文泉先生为首组建的中国药膳研究会获批成立。这些组织和机构的成立为我国食疗药膳事业的发展提供了重要的支持和保障。此外，部分高校还开设了中国药膳学这门课程，如山东中医药大学等。这为培养更多的食疗药膳人才提供了平台，进一步推动了我国食疗药膳事业的发展。

食疗药膳作为一种重要的保健方式，目前已得到了广泛的应用和发展。未来，随着人们对健康需求的不断提高，食疗药膳将会发挥更加重要的作用。

食疗药膳的特点与作用

药膳是中药与食物根据中药方剂理论组合而成的膳食，它既包含人体代谢所需营养成分，也具备扶正固本、养生健体的药物性能，它的组合依据是“药食同源”。因此，食物也具有四气、五味的药物性能及归经，在应用时需根据中医方剂理论指导使用[6]。例如，黄瓜、雪梨、绿豆、豆腐属寒凉性食物，具有清热、泻火、解毒之功，适用于偏热体质、面红目赤生疮者用；酒、山楂、粟米、核桃、粳米属温热性食物，具有温中、补虚、驱寒之功，适合于虚寒体质、面色萎黄、畏寒体倦者。其他还包括酸味能收敛止血、涩肠止泻；苦味能除燥祛湿、泻火清热；甘味能缓和药性、补虚缓急；辛味能发散外邪、行气通脉；咸味能软坚散结、泻下通便。

药膳的加工是传统食物烹调技术和中药炮制技术的完美结

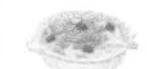

合。药膳加工烹调除了强调色、香、味、形、质外，还需要对入膳的药物按照中药炮制技术进行特殊制作，同时兼顾药物的可食性和药用性。

依据药膳上述特点可知，药膳具有营养作用、治病作用和强身健体作用。

药膳的作用特点是食药兼顾。药膳中的食物及药材含有许多人体所需的营养素，如人参主要含 10 多种人参皂苷，以及糖类、氨基酸和维生素等；薏苡仁含有薏苡仁素、维生素 E、硒元素、B 族维生素、钠离子、铁元素、钙元素、纤维素等营养物质成分。

此外，药膳还具有一定的治病作用。因药膳中含有药材，虽然配比方面不像中药方剂有严格的“君臣佐使”及“四气五味”的区分，但药膳的制作是在中医理论指导下进行的，讲究阴阳调和及纠偏。因此，整体而言，药膳具有一定的治疗作用，但不像中药方剂那样具有广泛的治疗效果和应用范围。在疾病的发生发展及恢复过程中，药膳主要是在辅助治疗层面，如遇急危重症，需以医院治疗为主。

食疗药膳最广泛、最突出的功效是强身作用，主要表现为扶正固本、补气血阴阳、补五脏之虚，即“有病治病，有虚补虚，无病无虚强身”。现代药理学也证实了部分药物如人参、黄芪、龙眼肉、冬虫夏草等能增强人体免疫力、改善心肺功能、调节代谢、延缓衰老等。因此，食疗药膳在不同程度上有养生健身和延年益寿的作用。

食疗药膳饮食忌宜

1. 药膳的饮食禁忌

药膳的饮食禁忌，无论是古代还是现代，都十分严格。根据历代医家的用药禁忌及食物药物生克制化理论，主要有药物配伍禁忌、药物与食物配伍禁忌、食物与食物配伍禁忌等方面。但需要注意的是饮食禁忌，既应该重视，又不能过分。一切着眼于患者利益最大化，趋利避害，必有利于病情稳定，疗效提高。

药物配伍禁忌

中药药物配伍禁忌，是指某些中药合用会产生或增加剧烈的毒副作用，或降低、破坏药效，因而应该避免配合应用，一般参考“十八反”和“十九畏”。十八反为用药禁忌，最早记载于《神农本草经》，其曰“勿用相恶、相反者”[7]。到金元时期出现了“十八反”[1]歌诀，具体内容是甘草反大戟、芫花、甘遂、海藻；乌头（川乌、草乌、附子）反贝母（川贝母、浙贝母）、瓜蒌、天花粉、半夏、白蔹、白及；黎芦反人参、西洋参、丹参、沙参（南沙参、北沙参）、苦参、玄参、细辛、芍药（白芍、赤芍）[2]；“十九畏”[3]歌诀首见于刘纯《医经小学》，指出了共19种相畏的药物：硫黄畏朴硝，水银畏砒霜，狼毒畏密陀僧，巴豆畏牵牛，丁香畏郁金，牙硝畏三棱，川乌、草乌畏犀角，人参畏五灵脂，肉桂畏赤石脂[8]。目前对于“十八反”和“十九畏”的研究还有待进一步深入。故在应用时，配伍应采取

1 十八反：指两种药物同用，发生剧烈的毒性反应或副作用。

2 反玄参系《本草纲目》增入，所以实有19味药。

3 十九畏：指两种药物同用，可抑制或减低其毒性或功效，或者完全丧失功效。

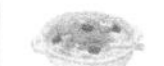

审慎的态度。一般而言，对于某些药物，如果没有充分的依据和应用经验，应该尽量避免盲目配合应用。

▲ 药物与食物配伍禁忌

食物和药物都有四气五味之性，因此，在合用时应注意相互间的影响。有些食物可以提高药物的效力，如赤小豆配鲤鱼可增强利水作用；黄芪配薏苡仁可加强渗湿利水的作用。有些食物则会降低药效或增强其毒性，如人参为补气之品，萝卜则有行气消导的功效，两者作用相反，合用会影响彼此药效；蜂蜜湿热，而葱辛甘发散，合用则会出现腹胀等消化问题。因此，在服药期间应注意饮食之宜忌。一般在服药期间，凡属生冷、油腻、腥臭，以及不易消化、刺激性食物，均应避免为宜。药物与食物的配伍禁忌多是古人经验，部分尚无科学证明，但在没有得出可靠结论前仍应该依据传统说法，慎重使用为宜[9]。

▲ 食物与食物配伍禁忌

食物与食物的配伍也有一些忌讳，其道理虽不充分，但在药膳应用中可作参考。例如，猪肉反乌梅、桔梗（《本草纲目》）；羊肉忌南瓜（《随息居饮食谱》）；鳖肉忌苋菜、鸡蛋（《本草备药》）；螃蟹忌柿（《本草纲目》）等。近现代研究也证实食物之间存在一些配伍禁忌。例如，番薯不可与柿子同食，番薯的主要成分是淀粉，食用后胃内产生大量的胃酸，而柿子中含有大量的单宁和果胶，胃酸可与果胶、单宁发生凝聚作用，形成胃柿石。豆浆与蜂蜜应避免同时食用，因蜂蜜中的有机酸会和豆浆中的蛋白质相结合产生沉淀，不能被人体吸收，导致不能达到营养需求。由于历史原因，文献中的食物禁忌还有偶然性和片面性，仍需进一步实践和研究。

2. 四季饮食宜忌

中医讲究四季调食，即饮食养生也应该顺应四季变化，顺时而食。一年四季春、夏、秋、冬各有其气候特点，顺应四时气候变化，通过饮食与作息等调节身体变化以适应四时特点，才能远离疾病[10]，正如《素问 · 四气调神大论》所谓“逆之则灾害生，从之则疴疾不起”。

春季

春季万物复苏，生机盎然，是阳长阴消的开始，宜调畅气机，保持情绪稳定。在饮食方面，宜食用温性食物，如韭菜、葱、姜、蒜等，以助阳气升发。同时，可适当食用甘味食物，如大枣、蜂蜜、糯米等，以养肝血，舒缓情绪。

夏季

夏季暑邪易耗伤人体之气，气少就容易使人感到疲惫、乏力，故有“夏乏”之说。所以，夏季应避开烈日暴晒，注意加强防暑。在饮食上讲究清淡爽口，多食用一些具有清热祛暑功效的食物，如绿豆芽、丝瓜、冬瓜、西瓜、番茄等。同时，夏季暑热，津液易消耗，而中医五味理论认为酸味能生津止渴，因此，夏季也适合食用一些生津止渴、清热解暑的饮品，如乌梅汤、绿豆汤等。

秋季

秋季是收获的季节，阳气开始慢慢衰退，阴气开始渐渐增长，气候变干燥，要注意收敛阴津，以滋润五脏六腑，保持皮

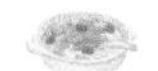

肤表面湿润，避免皮肤干燥；秋季以润补为主。在饮食上，要多食含水分多的食物，如蜂蜜、菠萝、乳制品、秋梨等以养阴润燥。

冬季

冬季万物收藏，是自然界阴气最盛、阳气匮乏之季节。根据“秋冬养阴”及“冬季主藏”[1]的季节特征，在冬季要适当地补养肾精，以固先天之本，饮食上可多食一些诸如枸杞子、羊肉、核桃仁等补肾之品。

3. 不同年龄段的人饮食宜忌

不同年龄段的人因其生理特点不同，饮食保健也不尽相同，应注意针对性的辨证施膳。

少年儿童处在不断生长和发育的阶段，尚未成熟与完善，属于“稚阴稚阳”[2]之体，依据其生理特点易出现热证、阳证，且生长期需要较多的营养物质，故饮食方面应少温补、多样化、富有营养、易于消化，尤其应注意顾护脾胃以补后天之本。

青中年人脏腑功能旺盛，但由于工作和生活的双重压力，容易过度劳累伤气损肺，长此以往则气少力衰，脏腑功能衰败。因此，这一时期需要注重保健调养，《景岳全书》指出：“人于中年左右，当大为修理一番，则有创根基，尚于强半”，在中青年时期补养身体要选用补肾、健脾、疏肝等功效的食疗方，以健肤美容、抗疲劳、益智、活血补肾强身。

---

1 冬季主藏：指在冬季，自然界和人体的阳气都转向内收敛和储存。冬季主藏，肾亦主藏，肾和冬季相应。故冬季是养肾护肾的季节，而养肾护肾的关键在于藏精。

2 稚阴稚阳：是一种学说，出自于吴瑭的《温病条辨 · 解儿难》，指小儿在物质基础与生理功能上都是幼稚和不完善的，需要不断的生长发育，充实完善。

老年人因为年老，脏腑功能衰退和气血津液不足，多呈现虚实夹杂之证，并以虚为主，可表现为体力下降、记忆力减退、失眠、腰酸腿软、腹胀纳差等。在饮食方面应以补养为主，主要是清淡、软、熟，易于消化、吸收的食物，可适当服用具有健脾开胃、补肾填精、益气养血、活血通脉、通便及延年益寿作用的粥、汤等药膳。

食疗药膳配置方法

1. 食疗药膳的类型

药膳制作要求应在保证食物营养成分不被破坏的情况下，充分发挥食物和药物的医疗保健作用。按照制作方法分类，有菜肴、汤羹、粥饭、面点等，其主要类型有以下几种[11]。

菜肴类

这种药膳是以蔬菜、肉、蛋、鱼、虾等为原料，配一定比例的中药制成的菜肴。它可制成冷菜、蒸菜、炖菜、炒菜、卤菜等多种类型。代表药膳有杜仲腰花、花菇烧山药、天麻炒猪肝等。

汤羹类

这种药膳以肉、奶、蛋等原料为主，通过炖、煮、煲等加工形式形成较浓厚的汤羹。代表药膳有百合银耳羹、桂圆莲子羹、大麦羊肉汤等。

粥类

这种药膳以米、麦及豆类为原料，加入百合、枸杞子等其他食材熬制成半流体食物。代表药膳有八宝粥、小米山药粥等。

面食糕点类

这种药膳以面粉、米粉等为基本原料，制成包子、面条、糕点等食物。代表药膳有山药茯苓包子、枣泥山药糕等。

茶饮类

这种药膳是以药物直接冲泡或将药物和食物浸泡、压榨、煎煮或蒸馏而制成的一种专供饮用的液体。代表药膳有菊花茶、山楂茶、牛奶豆浆核桃饮等。

蜜膏类

这种药膳是以植物的干果、鲜果或者是果皮为原料，经药液煎煮之后加入适量的蜂蜜或者白砂糖制作而成。代表药膳有枸杞子蜜膏、当归红糖膏等。

2. 食疗药膳制作方法

食物自身的特点决定了药膳的烹制方法，且与治疗需求、适用对象密切相关。常用的食材烹制方法有蒸、煮、炖、焖、炒、卤、炸、煨、烧等。

蒸制

蒸制是将食材和药材炮制加工完成后，用适量调料拌匀，放入大小合适的器皿中。点火烧水，待水沸腾后，将盛有食材的器皿放入蒸屉内，用蒸汽蒸熟。火候以中火为宜，可以保持食材形状相对完整，以及保持形态和色泽的美观。蒸制种类有粉蒸、包蒸、封蒸、扣蒸、清蒸和汽锅蒸。

- 粉蒸

粉蒸是将药材和食物包好，拌入调料后裹上米粉上笼蒸制，如粉蒸羊肉。

· 包蒸

包蒸是将药物和食物炮制好，拌入调料，用菜叶或荷叶包后上蒸屉蒸制，如荷叶凤脯。

· 封蒸

封蒸是将药物和食物炮制完成后，放入调料，装在器皿内，加锅盖用石棉纸封严，然后上蒸屉蒸制，如虫草鸭子。

· 扣蒸

扣蒸是将药物和食物炮制好，放入调料，整齐地排放在器皿内上蒸屉蒸制。其法分明扣、暗扣两种：明扣为面形朝上排成；暗扣为面形朝下排成，蒸好后再翻扣在汤碗中，如参蒸鳝段。

· 清蒸

清蒸又叫清炖，与隔水炖法相似。将药物和食物炮制好后装入容器中，放入调料、少许白汤或清水上蒸屉蒸制，如田七鸡。

· 汽锅蒸

汽锅蒸是将药物和食物调配好之后，放在一种特制的土陶汽锅内。此锅的底部中心有一汽柱，直通锅内，蒸汽由气柱冲入锅内的原料中，由于上面有锅盖，蒸汽一方面作为热量传递的媒介；另一方面与原料结合后的生成物又随汽水凝沉于锅中，有利于保持原汁和药性。

煮制

煮制是将药物和食物按要求加工后，放置在器皿中，放入调料，注入适量的清水或汤汁，用大火煮开后，改小火煮至熟。煮法适用于体小、质软类的原料，煮的时间比炖的短，药膳口味也较清鲜，如石斛花生。

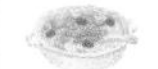

炖制

炖制是先将食物放在沸水锅内焯水后洗净，然后放入炖锅内。另将纱布包好的药物用清水浸泡漂洗几分钟后放入炖锅内，再加入生姜、葱、胡椒及清水适量，先用大火煮开，去除浮沫[1]，再改用小火炖至熟烂。一般炖的时间相对较长，2 ～ 3 小时，炖的药膳质地软烂，原汁原味，如雪花鸡汤、十全大补汤。

焖制

焖制是先将药物和食用油炝加工后，加入汤水和调味品，再用小火焖至软烂。其烹制关键为先将原药材切为小块，热锅烧油，将油炼至适宜的温度，再将食材倒入油锅内进行油炝，油炝之后再加药物、调料及汤汁，盖紧锅盖，用小火焖熟。其特点是食材酥烂、汁浓、味厚，如参芪鸭条。

炒制

炒制是将热锅烧油，火候为大火，锅先滑油[2]，再依次下料进行翻炒至断生。它适用于刀工处理后的食材，如丁、丝、片、条等。炒制方法有生炒、熟炒、滑炒和干炒。

• 生炒

生炒的原料不上浆，先将主料投入熟油锅中炒至五六成熟时，再放入配料，一起炒至八成熟，加入调味，迅速颠翻几下，

---

1 焯水或煮肉过程中去除浮沫是一项较为常见且重要的烹饪技巧。去除浮沫的作用主要有以下几点：① 提高菜品的口感和美观。食材表面的浮沫通常是油脂、蛋白质和其他杂质的混合物，及时去除，可以使菜品更加清爽和透明，提高菜品的质感和口感。② 保持食材的营养价值和鲜味。食材表面的浮沫通常含有大量的杂质和异味，及时去除，可以保持食材的原汁原味，使菜品更加鲜美可口。③ 预防食材的变质和氧化。食材表面的浮沫通常含有大量的细菌和氧化物，及时去除，可以延长食材的保鲜期，保持食材的新鲜度和品质。

2 滑油是一种烹饪技法，是指将食材放入适量的油中，通常是在中等油温下快速翻炒，以保持食材的原味和嫩滑。

断生即成，如生煸枸杞子肉片。

· 熟炒

熟炒，又称回锅，把原料煮成五成熟或全熟后，再切片或块，放入热油锅煸炒，依次加入辅料、调味品和汤汁，翻炒几下即成。特点是略带卤汁、鲜香入味，如枣杏焖鸡。

· 滑炒

滑炒是将原料加工成丝、丁、条、片，用盐、淀粉、鸡蛋调匀上浆放入热油锅内，转大火迅速划散翻炒，兑汁投料，大火迅速炒成。特点是滑嫩柔软、鲜香爽口，如杜仲腰花。

· 干炒

干炒是将原料调味搅拌腌制后（不用上浆），放入八成热的油锅中翻炒。待水汽炒干微黄时，再加配料和调味品同炒，待汁尽起锅即成。特点是干香、酥脆，如枸杞子肉丝。

卤制

卤制是将初加工的原料按一定方式、配比与药物相结合，再放入卤汁中，中火烹制，使卤汁渗透入食材，直至食材成熟。其特点是味厚、郁香。

· 卤汁的配制及储存方法

沸水 10 000 克，老抽 2 500 克，料酒 250 克，冰糖 500 克，盐 250 克，大茴香 30 克，草果 30 克，桂片 30 克，甘草 30 克，花椒 15 克，丁香 15 克。将药料用纱布袋装好，扎紧，投入沸水中，加生抽、老抽、料酒、盐、冰糖、姜、葱等调料，中大火煮开。待透出香味，颜色呈酱红色时，即可用来卤制食品，如丁香鸡、陈皮鸡的卤制。在使用卤汁时，为了保证其制品的色、香、味，可适时加炒糖（冰糖）汁。卤汁使用后，若有剩

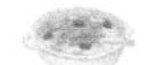

余应进行撇浮油、过滤、加热、晾凉等处理，并真空保存于冰箱中，剩余的卤汁应尽快使用，避免长时间存储。

炸制

炸制是将原料用大火在油多的锅里进行烹调。一般用油量较多，要求用大火、热油，原料入锅后有“嗞嗞”或“嗞啦”声，应掌握适度火候，防止过热烧焦。炸的特点是口味香、酥脆、嫩。药膳炸制法分为清炸、干炸、软炸、酥炸、纸包炸等。

• 清炸

清炸是将生原料或半生熟原料加老抽、料酒、盐等调料搅拌腌制后，放入油锅炸制的一种烹调方法。清炸的原料均不经挂糊。特点是外脆里嫩，如山楂肉干。

• 干炸

干炸是将生原料用调料搅拌腌制后，经过挂糊，再下油锅炸熟的一种烹调方法。特点是里外酥透、颜色褐黄，如山药肉麻元。

• 软炸

软炸是将形状较小的块、片、条之类的无骨原料挂糊后，放到七八成熟的温油锅里炸的一种方法。软炸时需要掌握好温度，不可过高或过低，以免发生烧焦或脱浆现象。此外，炸制时还需注意原料之间避免粘连，待炸到八九成熟、外表发硬时，将其捞出，沥油，油温升高后再复炸一次。其特点是外脆里嫩，如软炸山药兔。

• 酥炸

酥炸是将原料加工（煮或蒸熟烂）后，挂蛋液、药粉糊或淀粉糊，下油锅炸至表皮深黄色、食材酥脆为止。其特点是香酥肥嫩，如香酥鸭。

· 纸包炸

纸包炸是将鲜嫩无骨的原料加工成片，经调味后，用食用玻璃纸或糯米纸包起来，投入油锅里炸的一种方法。炸至纸包浮起，略呈黄色即成。其特点是滋味鲜醇、原汁原味、质地鲜嫩、色泽美观，如纸包羊肉。

煨制

煨制一般是指用小火或余热进行长时间烹制的方法。具体的加工方法有两种：一种是利用小火，将原料置于器皿中，加上调料和适量的水，小火慢炖，直至将原材料煨烂。这种制法的特点是汤汁浓稠、口味肥厚。另一种煨法是沿用民间的烹制法，将所要烹制的药膳原材料用阔菜叶或湿草纸包裹好，埋在刚烧过的柴草灰中，利用其余热将原材料煨熟。这种方法时间较长，要添几次热灰，使其保持一定的温度，如子午乌鱼。

烧制

烧制是先将原料经过煸、煎、炸等处理后，进行调味、调色，然后再加汤或清水，用大火煮开后再改小火焖，烧至汤汁稠浓即成。烧制过程中要注意掌握好汤或清水的量，避免烧干或汤汁过多。其特点是汤汁少而黏稠、味鲜、软、嫩，如天冬烧乳鸽。

熬制

熬制是将原材料初加工后，放置在器皿中，加入水和调料，大火煮开后再用小火烧至汁稠。其特点是味浓，食材软烂，如银耳羹。

煮粥

药膳煮粥是将药食原料淘洗干净，加入适量的汤或水，大火煮开后再用小火熬至浓稠即成。其特点是味较清淡，如山药粥。

药酒

药酒是以酒为溶剂，药物为溶质，采用一定方法制作而成的饮料，主要是借助酒的力量将药物之性遍布到全身各部位。主要制作方法有浸泡法和渗漉法等。

・浸泡法

浸泡法可以分为冷浸法和热浸法。冷浸法是将药材切碎后放入适宜的容器中，加入规定量的白酒密封浸渍；热浸法则可以将药材与水一起隔水煮沸，然后放入容器中密封浸渍后饮用，或者将药材饮片用布包裹，放入容器中并加入白酒，然后将其放入水中加热制取药酒。

・渗漉法

渗漉法是一种较为复杂的方法，需要先将中药材粉碎成粗粉，然后加白酒浸润，使其充分膨胀，然后装入专门的渗漉桶中制备药酒。

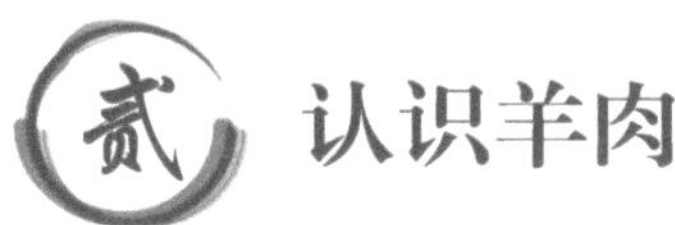

贰 认识羊肉

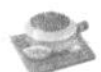

羊肉是我国百姓的主要食用肉类之一，是冬季进补佳品。羊肉肉质细嫩，味道鲜美，含有丰富的营养。羊肉可制成许多种风味独特、醇香无比的佳肴。涮羊肉，烤、炸羊肉串，葱爆羊肉等，均是老少皆喜食的美味食品。俗话说“美食要配美器，药疗不如食疗”，羊肉在《本草纲目》中被称为补元阳益血气的温热补品。不论是冬季还是夏季，人们适时地食用羊肉可以去湿气、避寒冷、暖心胃。接下来，让我们一起走进羊肉的世界，了解食羊肉的历史，并认识羊的营养价值、品种及地域分布。

国人食羊简史

中国人食用羊肉的历史有 4 000 多年，羊是先民日常六畜之一。汉代以前羊肉主要用煮，或者用泥裹后烤着吃，加工相对粗糙，调料较少。汉代以后，羊肉的烹饪方式逐渐多样，先民有时腌制羊肉，有时熬汤，有时晾干做肉干，有时切成细条烹饪，甚至有用烟熏烘烤等，羊肉的制作方法日益精湛。

据文献记载，活跃在黄河流域的伏羲氏、神农氏部落，就是驯服犬、羊、牛的族群。

在商周时期，养羊业已有所发展。据卜骨[1]记载，仅因族人发生了耳鸣这种微不足道的小事，一次就用了158只羊当作祭品，可见当时养羊的规模之大。由于羊肉特别的地位，因此古人很早就把很多美好的事物打上了羊的烙印。例如，“羞”字是象形字，在甲骨文中描绘了一个人手里拿着羊，表示进献美好食物的意思。再如，“养”字，繁体作“養”，上面是“羊”，代表读音；下面是“食”，代表意义。此字表明养生、供养等与“食”有关之事。此外，“鲜”字也值得一提。《说文解字》对“鲜”字的注释是：鱼者，羊者，谓之鲜也。“鲜”的古文字，从鱼、从羊，鱼和羊组合到一起为“鲜”字。此字相传是仓颉受“羊方藏鱼”这道菜肴的启示而创制的。羊方藏鱼的来历与彭祖有关。据说彭祖的小儿子夕丁非常喜欢捕鱼和摸虾。然而，彭祖担心他溺水，禁止他这样做。于是有一天，夕丁偷偷捕到了一条鱼，他请求母亲在正在炖的羊肉中烹饪这条鱼。母亲便剖开了正在炖的羊肉，将鱼藏入其中。彭祖回家吃羊肉时，觉得异常鲜美，便询问原因。当他得知烹饪方法后，便将该菜肴取名为“羊方藏鱼”。“鲜”字便从此而来。《诗经》中也写了吃羊为乐的景象。例如，《豳风·七月》曰“朋酒斯飨，曰杀羔羊，跻彼公堂，称彼兕觥[2]，万寿无疆。”《小雅·伐木》曰“伐木许许，酾酒有藇[3]。既有肥羜[4]，以速诸父。”由此可见，当时的人们在宴请朋友之时，一道重要的菜品就是羊。既因为羊肉美味，又显

1 卜骨是占卜所用的动物骨块。商周卜骨的特征是有一些钻洞。

2 兕觥（sì gōng）：古代酒器。用兕角做成的酒器，腹椭圆形或方形，圈足或四足，有流和錾。盖一般呈带角兽头形。该酒器盛行于商代和西周前期。后亦泛指酒器。

3 酾酒有藇（shāi jiǔ yǒu xù）：酾酒指滤酒；有藇指酒清澈透明的样子。

4 肥羜（féi zhù）：肥嫩的羊羔。

示对朋友的重视。

先秦时期是讲究礼制的时代，羊的地位仅次于牛。无论是祭祀，还是对臣子的赏赐，羊肉作为精美肉食，名列其中。《国语·楚语下》记载："天子食太牢，牛羊豕[1]三牲俱全，诸侯食牛，卿食羊，大夫食豕，士食鱼炙，庶人食菜。"《礼记·王制》载道："诸侯无故不杀牛，大夫无故不杀羊，士无故不杀犬豕，庶人无故不食珍。"牛、羊、豕的排位，凸显了当时森严的等级制度，也反映出羊肉的弥足珍贵。食用羊肉成为一种尊贵身份的象征，只有特定的贵族才能拥有这项特权。

周代，烹饪羊肉已经非常讲究，选羊羔、挑脊侧肉，还要求现杀现宰。历史记载当时诞生了最早的宫廷奢宴"周八珍"，其中四珍都用到了羊肉，且不乏浸酒、蘸梅子酱、生腌等各种花样。其中有一道终极吃法——炮牂[2]。它的"孪生菜"是大名鼎鼎的"炮豚"，即烤乳猪的前身。"炮"是一种烹饪手法，即将食材用泥裹着烤，这样可以使肉呈现外皮脆、肉质嫩的口感。屈原在《楚辞》中也提到了"炮羔羊"这一美味。

秦汉时期，羊肉还不是中原百姓餐桌上的首选。这是因为猪是杂食动物，而羊是草食动物，在中原农耕区，养猪比养羊更具优势。因此，羊肉依然属于珍馐美馔，多为达官贵人享用。

魏晋南北朝时期，是中国饮食文化的交融期。这一时期，中国饮食具有胡汉交融的特点。从西域地区来的百姓，传入胡羹、胡饭、胡炮、烤肉、涮肉等烹饪制法。成书于北魏末年的《齐民要术》中记载了许多羊肉加工方法，如肉酱法、脯腊

1 豕（shǐ）是汉语中的一个二级通用规范汉字，它的古字形模仿了猪的外形，本义就是指猪。

2 炮牂（pào zāng），意思是烤羊，古代八种珍食之一。

法、羹臛法、蒸法、糟肉法、苞肉法等，还收录了大量羊肉美食，如“胡炮羊肉”“羊盘肠雌解”等。南北朝时期的《洛阳伽蓝记》称“羊者是陆产之最”，意思是，羊肉是陆地上可以食用的最美味的食物。

唐朝是一个开放、包容的朝代，无论是政治、经济、文化，还是饮食，都体现了海纳百川、兼收并蓄的态度。虽然唐朝是以农业种植业为主的农耕社会，但受游牧民族的影响，其饮食习惯发生了很大的变化，特别是羊肉的普及，不仅为汉人带来新的生活元素，而且给饮食结构带来了巨大的转变。我们从唐诗中就可窥见羊肉饮食对文化的影响，如杜甫的“礼过宰肥羊，愁当置清醥[1]”，宰羊已经成为汉人待客的一种必备程序；还有如韦应物的“肥羊甘醴心闷闷，饮此莹然何所思”。这些均道出羊肉在汉人之间的流行和极度喜爱。贺朝的《赠酒店胡姬》一诗中描绘的“胡姬春酒店，……金鼎正烹羊”，显示了胡汉文化的交融，汉人海纳百川、兼收并蓄的精神。当然，汉人的羊肉饮食文化对后世影响很大，中原地区的饮食文化从此增加了新鲜血液，胡人在汉人生活文化中留下了深深的烙印，这也是中华民族融合的一个印迹。自唐以后，羊肉饮食逐渐成为中华文化生活的符号。

宋朝时期经济、政治的发展，为形成其特有的饮食文化奠定了基础。纵观宋朝羊肉的消费群体，无论是皇室贵族，还是平民百姓，在宫廷宴席或民间饮食中，都少不了羊肉。据《清波杂志》的记载：“饮食不贵异味，御厨止用羊肉。”表明当时朝

1 清醥，即清酒。

廷规定御膳只能用羊肉烹制，这种将羊肉上升到祖宗家法的行为，让人叹为观止。受皇室的影响，满朝文武也形成了尚食羊肉[1]的习惯。在当时，羊肉不仅是朝廷官员招待贵客、亲朋的必备吃食，而且一部分羊肉还是朝廷每月必须发放的“俸禄”。相较于士官阶层，民间食用羊肉的风气更盛。宋朝孟元老的《东京梦华录》一书对北宋人们饮食习惯描述的内容中羊肉菜肴出现的频率占描写人们饮食文化的 1/3。可见，羊肉在当时所占据的消费市场何其之大。虽然羊肉在日常生活中的供应量十分充足，但对于平民百姓来说，羊肉的价格并不便宜，一是因为在宋朝适合养羊的地方较少，二是羊皮可以制作营帐和官兵服装，算军用物资，因此羊肉对于他们来说仍然是一种较为珍贵的食物。据说宋朝当时有一个寒士叫韩宗儒，家里一贫如洗，却十分爱吃羊肉，于是将苏轼给他写的书信拿到当时酷爱苏轼书法的殿帅姚麟处换羊肉，因此苏轼的好朋友黄庭坚戏称苏轼的书法为“换羊书”。南宋年间，众人皆崇尚苏东坡的文章，研读精熟，做得妙文，就可中进士做官，因此当时流行一句谚语：“苏文熟，吃羊肉；苏文生，吃菜羹。”[12]

13 世纪蒙古族建立元朝统治中原后，中国食用羊肉达到高峰，羊肉的做法也逐渐多样化。忽思慧所编撰的《饮膳正要》中仅“聚珍异馔”一章，记述的菜肴 94 种，以羊肉或者羊脏器为主料烹饪的菜肴就超过了 70 种，比较出名的有柳蒸羊、炙羊心、炙羊腰、河西肺、带花羊头、羊皮面、攒羊头等。著名的涮羊肉就是起源于元代，相传元世祖忽必烈在一次战斗前，军

1 尚食羊肉意为喜欢吃羊肉。尚为崇尚之意。

情急迫，没有时间彻底把羊肉煮熟，厨师便将羊肉切薄，用沸水稍煮即熟，味道鲜美。忽必烈食用后龙颜大悦，赞不绝口，赐名“涮羊肉”，从此便流传下来。

明清之时，羊肉菜点[1]的发展达到一个高峰。菜品数量多、技法精、风味佳，甚至出现多种全羊席，完成了羊饮食文化的飞跃。清真全羊菜点已成为中国菜点中的重要流派。羊肉菜点数量之多可以从明清时的食谱和笔记中窥见一二。明代宋诩《宋氏养生部》记有：烹羊、生爨羊[2]、油炒羊、酱炙羊、炕羊、火羊肉、玲珑面（加羊脂、羊乳饼制）、馒头（羊肉、羊油馅）。清代袁枚《随园食单》记有：煨羊蹄、羊羹、羊肚羹、红煨羊肉、炒羊肉丝、烧羊肉等。陈恒庆《谏书稀庵笔记》中记有烤羊肉、炮羊肉（就是爆炒羊肉）、五香酱羊肉、烧羊肉等。至清中后期，涮羊肉也流行起来。不过，从明朝开始，猪肉逐渐成为人们餐桌上的主流。明后期光禄寺留下的宫廷年用牲口数猪 18 900 头、羊 10 750 头。但是，猪肉这后起之秀并没有完全遮蔽羊肉的独特魅力，几千年来，羊肉在吃货的眼中，始终闪闪发光。

民国以来，我国养羊业处于逐渐衰落期，羊只数量和产肉量也为历史最低，除 1947 年山西省从美国引入 1 000 多只美利奴羊进行小范围杂交改良外，别无建树。

中华人民共和国成立以来，特别是近 40 年来，我国在肉羊杂交改良和新品种培育方面获得了前所未有的成就，羊肉的产量与质量及其养生保健研究、羊肉加工、烹饪技艺的提高又跨到了新的高度；食羊肉的养生保健方法层出不穷，并不断创新。

---

1 菜点：指一道菜肴的成品，通常包括主料、辅料、调味料等。经过烹饪后形成具有一定味道和外观的食品。
2 生爨羊：涮羊肉的前身。

人们对羊肉的食疗价值挖掘进入了新的阶段。我国关于羊肉养生保健的理论与实践不仅在国内被各族人民广泛应用，而且也传播到世界各地，成为全人类的饮食文化财富资源。

羊的种类及区域分布

国人食羊历史悠久，但你知道食用的羊肉是哪种羊吗？不同羊肉的口感如何？对于吃货来说，有没有不能食用的羊肉呢？接下来我们一起来了解羊肉的种类和地区分布，让你今后能把羊肉食用得明明白白。

中国羊品类繁杂，分类方法众多，目前依据经济价值主要分为绵羊和山羊两大类别[13]。绵羊和山羊又有地方品种、培育品种和引入品种的不同，那么这些品种中又有哪些种类的羊呢？它们又是如何分布的呢？让我们一探究竟（表 2-1～表 2-6）。

表 2-1　绵羊的地方品种

序号	名称	特点	产区及分布
1	蒙古羊	数量最多，分布最广，生活能力强，适于游牧、耐寒、耐旱	原产区位于蒙古高原。主要分布于内蒙古自治区。此外，东北、华北、西北各地也有不同数量的分布
2	西藏羊	又称藏羊，藏系羊对高寒牧区生态环境适应性很强，遗传稳定	原产区位于青藏高原。主要分布于西藏、青海、甘肃的甘南藏族自治州，以及四川甘孜州、阿坝州、凉山州等地
3	哈萨克羊	终年放牧，冬季无羊舍，体质结实、四肢高、善于行走，具有较高的肉脂生产性能	原产区位于天山北麓、阿尔泰山南麓。主要分布于新疆的哈密地区及准噶尔盆地边缘。此外，新疆、甘肃和青海交界处亦有分布

（续表）

序号	名称	特点	产区及分布
4	乌珠穆沁羊	适应性强，适于天然草场四季大群放牧饲养、肉脂产量高	原产区位于内蒙古自治区锡林郭勒盟东部的乌珠穆沁草原。主要分布于东乌珠穆沁旗、西乌珠穆沁旗、锡林浩特市、阿巴嘎旗部分地区
5	巴音布鲁克羊	又称茶腾羊，毛被品质较差，产肉性能亦不高，但该品种能适应当地生态环境，对维护生态环境多样性起到了重要作用	原产区位于新疆天山中部的尤尔都斯高山盆地。主要分布于和静县的巴音布鲁克区
6	阿勒泰羊	体格较大，生长发育快，产肉、产脂性能高	主产区位于新疆北部阿勒泰地区的福海、富蕴、清河等地。主要分布于阿勒泰地区的布尔津、吉木乃及哈巴河等县
7	和田羊	毛被色泽好，是羊毛制品的优质原料，但体格较小，产毛量、产肉率及繁殖率均较低	主产区位于新疆南部地区。主要分布于于田、洛浦、和田、墨玉、民丰、策勒、皮山等县
8	贵德黑裘皮羊	又称贵德黑紫羔羊、青海黑藏羊，体质结实、抗逆性强，皮板坚韧、轻软，毛色油黑、光泽悦目、花穗紧实美观、不易擀毡、保暖性强，羊群数量较少	主产区位于青海海南藏族自治州贵德、同德等县。主要分布于海南藏族自治州各县和黄南藏族自治州的泽库县、尖扎县
9	岷县黑裘皮羊	又称岷县黑紫羔羊，能适应高寒阴湿山区，毛质较好	主产区位于甘肃洮河和岷江上游一带。主要分布于岷县境内洮河两岸、宕昌县、临潭县、临洮县及渭源县部分地区
10	滩羊	我国独特的裘皮用绵羊品种，以产二皮毛[1]著称，其皮毛富有光泽和弹性，是羊毛制品的上等原料。此外，肉质细嫩，味道较鲜美，肉质坚实，遗传性稳定，具有较好的食用价值和使用价值	主产区位于宁夏贺兰山东麓银川市各县。主要分布于宁夏、甘肃、内蒙古、陕西和宁夏毗邻地区

1 二皮毛：是一种特殊的皮革材料，源自宁夏滩羊羊羔在生长过程中的特定阶段。具体来说，当羊羔生长到 45 ～ 55 天的第二个生长阶段时宰杀，得到的皮张被称为二毛皮。这种皮毛的特点包括质地细润、洁白如雪、光泽如玉，以及具有自然的弯曲毛穗，通常可达九道弯曲，因此有“九道弯”的美誉。

 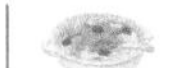

（续表）

序号	名称	特点	产区及分布
11	大尾寒羊	羊毛品质好，其产肉性能和肉质好，繁殖力强，是农区绵羊品种，也是较好的育选品种	主产区位于冀东南、鲁西聊城地区及郑州新密市一带。主要分布于河北黑龙港地区、邯郸市、邢台市等地，以及沧州、聊城地区
12	小尾寒羊	繁殖力强，生长快，是农区优质绵羊品种之一。具有早熟、产肉性能好、繁殖力高及遗传性能稳定的特点	主产区位于河北南部、河南东部和东北部、山东南部及皖北、苏北一带。小尾寒羊全国各地均能饲养，北至黑龙江及内蒙古，南至贵州和云南
13	同羊（同州羊，垩耳羊）	以肉质肥美、被毛柔软，羔皮具有珍珠状而出名，具有良好的早熟性和产肉力，毛质较好，有选育价值	主产区位于陕西渭南、咸阳两地北部各县。主要分布于白水市、澄城县、韩城市、淳化县等地，在延安地区南部、秦岭山区有少量分布
14	兰州大尾羊	生长发育快，易肥育、肉脂率高、肉质鲜美等特点，但数量较少且分散，个体差异大	主产区位于甘肃兰州市郊区。主要分布于城关区、七里河区、安宁区、西固区、红古区，榆中县也有少量分布
15	湖羊	生长快，成熟早，四季发情，多胎多产，肉质鲜嫩味美，所产的羔皮花纹美观	主产区位于浙江省湖州市吴兴区、嘉兴市桐乡市等地。主要分布于浙江长兴县、德清县、海盐县、余杭区、海宁市、杭州市，以及上海、江苏等地的郊区

表 2-2　绵羊的培育品种

序号	名称	特点	培育产区及分布
1	新疆细毛羊	我国成立后培育的第一个毛肉兼用细毛羊品种	培育于新疆维吾尔自治区新源县境内的巩乃斯种羊场。主要分布于伊犁哈萨克自治州、博尔塔拉蒙古自治州、塔城市、昌吉回族自治州、巴音郭楞蒙古自治州和阿克苏市等地
2	东北细毛羊	耐粗饲、生长发育快、羊毛品质好，但净毛率低	培育于辽宁省锦州市小东种畜场、吉林省四平市双辽种羊场、黑龙江省大庆市银浪种羊场等育种基地。主要分布在东三省的西北部平原地区和部分丘陵地区

（续表）

序号	名称	特点	培育产区及分布
3	内蒙古细毛羊	体质结实、放牧能力强、耐低温	培育于内蒙古自治区锡林郭勒盟的典型草原地带，是由美利奴羊、高加索羊、新疆细毛羊等与蒙古母羊杂交育成。主要分布于内蒙古自治区锡林郭勒盟正蓝旗、太仆寺旗、多伦县、镶黄旗及正镶白旗等地
4	甘肃高山细毛羊	体质结实，能在粗放饲养管理条件下正常发育，对牧草选择性不大，利用率较高。但由于育成历史较短，尚存在腹毛着生较差、油汗色泽和弯曲形态不够理想的缺点	培育于甘肃省西部祁连山脉冷龙岭北麓的皇城滩和冷龙岭分支乌鞘岭东麓的松山滩的高山草原。主要分布于甘肃省牧区、半农半牧区和农区
5	敖汉细毛羊	适应性强、体质结实、体格大、抓膘快、繁殖率高	培育于内蒙古自治区赤峰市的南部。主要分布于敖汉旗、翁牛特旗及赤峰市的喀喇沁旗和宁城县
6	中国美利奴羊	对各地的自然条件有良好的适应性，能适应牧区以全年放牧为主，冬、春季节补饲的条件。其毛较长，毛被品质高，净毛量好	培育于内蒙古自治区的嘎达苏种畜场、新疆维吾尔自治区的巩乃斯种羊场和紫泥泉种羊场、吉林省查干花种畜场。主要分布于上述育种羊场的附近地区
7	中国卡拉库尔羊	我国新培育的羔皮羊品种，历史较短（1951 年开始育种），数量不多，质量还需提升	培育于内蒙古自治区（内蒙古白绒山羊场）。主要分布于新疆维吾尔自治区南部塔里木盆地的北缘、天山南麓和帕米尔以东的山前冲积平原地带

表 2-3　绵羊的引入品种

序号	名称	特点	引入国家 / 地区及分布
1	苏联美利奴羊	体形中等、体质结实、毛质好、产毛量高，是毛肉兼用型细毛羊品种	系 20 世纪 50 年代初从苏联引入的品种。目前分布于东北地区、内蒙古、河北、湖北、安徽、山东、四川、贵州、陕西等地

（续表）

序号	名称	特点	引入国家 / 地区及分布
2	高加索羊	具有体形大、身躯发育良好、遗传性稳定的特点，是毛肉兼用型细毛羊	早在20世纪30年代和50年代初由苏联分批引入。目前分布于东北地区、内蒙古、河北、山西、安徽、四川、云南、西藏、甘肃、青海、陕西等地
3	斯达夫洛波羊	具有羊毛纤维长、弯曲、光泽和油汗品质好、遗传学稳定的特点，是毛用型细毛羊	20世纪50年代初期由苏联引入。目前分布于东北地区、内蒙古、河北、山东、河南、贵州等地
4	澳洲美利奴羊	具有毛被毛丛结构好、羊毛长、油汗洁白、弯曲呈明显大中弯、光泽好、剪毛量和净毛率高等优点，主要为毛用型羊	1984年由澳大利亚政府赠送给我国政府的，经我国农业部分分配给新疆维吾尔自治区10只、内蒙古自治区5只、吉林省5只。后又于1979年从新西兰引入20只美利奴羊。目前分布于新疆、吉林、内蒙古、黑龙江等地
5	考力代羊	具有早熟、产肉性能好的特点，属于毛肉兼用半细毛羊	自1947年从新西兰引入的品种，后1966年和1968年先后从澳大利亚、新西兰再次引入。目前分布于东北三省、内蒙古、山西、安徽、山东、贵州、云南等地
6	茨盖羊	具有体质结实、耐粗放饲养管理及适应寒冷气候条件的特点，按肉的性能和羊毛品质属毛肉兼用型半细毛羊	20世纪50年代初期，我国从苏联引入的品种。目前主要分布于内蒙古、青海、西藏、甘肃、四川等地
7	林肯羊	繁育条件高，对饲料和气候条件要求高，全年均需要青绿饲料，气候要求湿润。其被毛粗长、剪毛量好、肉质好、遗传稳定等特点，属粗型长毛半细毛羊	1966～1981年先后由英国和澳大利亚、新西兰引入。目前分布于江苏、内蒙古、云南、山东、吉林等地
8	波尔华斯羊	产肉性能好、适应性强、遗传性稳定	我国于20世纪60年代中后期从澳大利亚引入的品种。目前分布于内蒙古、新疆地区

表 2-4　山羊的地方品种

序号	名称	特点	产区及分布
1	西藏山羊	因藏族人民长期生活在气候寒冷、温差很大的高寒地区，为解决生产和生活上对皮、毛、肉、奶的需要，经长期饲养和选择而成西藏山羊，它对高寒牧区的生态环境和条件有较强的适应能力	主产区位于青藏高原地区。主要分布于西藏自治区全境，四川省甘孜藏族自治州、阿坝藏族羌族自治州，青海省玉树藏族自治州和果洛藏族自治州等地
2	新疆山羊	觅食力强，耐热、耐寒、耐干旱，有较强的抗病能力；肉多，绒细而柔软、均匀	主产区位于新疆维吾尔自治区农区和牧区。主要分布于新疆南部的喀什市、和田市及塔里木河流域，新疆北部的阿勒泰市、昌吉回族自治州和哈密地区的荒漠草原及干旱贫瘠的山地
3	内蒙古绒山羊	山羊绒纤维柔软，具有丝光、强度好、伸度大、净绒率高的特点，所产羊肉细嫩，属于绒山羊中的绒肉兼用型地方品种	主产区位于内蒙古自治区西部地区，分布于二郎山地区、鄂尔多斯高原西北部和阿拉善左旗地区
4	河西绒山羊	能适应干旱荒漠和半荒漠地区，并能利用其他家畜难以利用的高山牧场和贫瘠的草场，终年放牧	主产区位于甘肃省河西走廊西北部肃北蒙古族自治县和肃南裕固自治县。主要分布于酒泉、威武、张掖三市
5	辽宁绒山羊	体质结实，羊绒洁白品质好，抓绒量高，适应性强，适合放牧饲养	主产区位于辽东半岛。主要分布于盖州市、岫岩满族自治县、瓦房店市、庄河市、凤城市、宽甸满族自治县及辽阳市等地
6	太行山羊	体质结实，体格中等，肉质细嫩，膻味小，脂肪分布均匀	主产区位于太行山东、西两侧的晋、冀、豫三省接壤的地区。主要分布于晋东南，晋中地区东部太行山区各县，河北省境内的保定、石家庄、邢台，河南省境内林州市、安阳、淇县等地
7	中卫山羊（沙毛山羊）	肉质味美，膻味小，以宰剥二毛皮的羔羊肉质尤佳；对半荒漠草原适应性较强，具有抗逆性强、遗传稳定的特点	主产区位于宁夏回族自治区中卫市沙坡头区和甘肃省的景泰、靖远县等地。主要分布于宁夏回族自治区的中卫市、中宁县、同心县、海原县地区，甘肃省的景泰县、靖远县、皋兰县、白银市地区，以及内蒙古自治区的阿拉善左旗地区

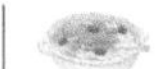

（续表）

序号	名称	特点	产区及分布
8	济宁青山羊	性成熟早，乳汁浓稠，泌乳丰富，繁殖率高，遗传稳定，适应性强，耐粗饲，性温驯易于管理	主产区位于山东省西南部。主要分布于山东省菏泽市和济宁市等地区
9	黄淮山羊	对不同生态环境有较强的适应性，具有性成熟早、繁殖力强、肉质鲜嫩、膻味小、繁殖力强、皮板质量好的特点	主产区位于黄淮平原的广大地区。主要分布于河南省周口地区的沈丘县、淮阳区、项城市等地，以及江苏省徐州市、淮阴区等沿黄河故道的丘陵区域
10	陕南白山羊	各个年龄段的屠宰率和净肉率都比较高，两岁肥育羊体重可达 70 kg，羊肉细嫩，脂肪色白坚实，膻味较小	主产区位于陕西省南部地区。主要分布于陕西省汉江两岸的安康市、紫阳县、旬阳市、白河县、西乡县、镇巴县等地
11	马头山羊	羊肉呈赤色，肉味美，膻味小；羯羊肥育快，羔羊早期肥育效果好，屠宰率和净肉率高，肉质好，繁殖力强，性格较温顺，易于驯服，合群性强，适用于山区放牧饲养，皮板品质好	主产区位于湖南省和湖北省西部山区。主要分布于湖北省十堰市郧阳区及恩施土家苗族自治州，湖南省常德地区，以及贵州省贵阳地区的芷江侗族自治县、新晃侗族自治县和湘西土家族苗族自治州桑植县地区
12	宜昌白山羊	以皮板品质好而著称，肉质细嫩、味鲜美	主产区位于湖北省西部。主要分布于湖北省宜昌地区的长阳土家族自治县、秭归县、宜昌市，恩施地区的巴东、建始、利川等地；此外，毗邻的湖南、四川等地也有分布
13	成都麻羊	生长较快，羊肉色泽红润，脂肪分布均匀，肉质鲜嫩多汁，膻味较小，皮板组织致密，其肉、产乳性能良好，皮板品质好，繁殖力高，适应性强，遗传稳定，是我国优良的地方山羊品种	主产区位于四川省成都平原。主要分布于四川省成都附近的丘陵地区，双流、金堂、龙泉驿等区县，以及彭州市、大邑县和邛崃市等地

（续表）

序号	名称	特点	产区及分布
14	建昌黑山羊	生长发育快，产肉性能和皮板品质好	主产区位于四川省会理市。主要分布于四川省凉山彝族自治州的会理市、会东县等地
15	板角山羊	分布广，产肉力高，板皮好	主产区位于川东北大巴山南麓和川东南大娄山北麓。主要分布于四川省东部地区的万源，重庆市北部万州区、城口县、巫溪县，重庆市东南部的武隆区，以及与陕西省、湖北省及贵州省等接壤的地区
16	贵州白山羊	肉质鲜嫩，肌肉间有脂肪分布，膻味小，一般在秋、冬两季屠宰，具有繁殖力强、皮板质量优良的特点	主产区位于黔东北乌江中下游的沿河土家族自治县、思南县、务川仡佬族苗族自治县等地。主要分布于贵州省遵义、铜仁，以及黔东南苗族侗族自治州、黔西南布依族苗族自治州等地
17	福清山羊	又称高山羊，肉质细嫩，膻味小	主产区位于福建省东南部福清和平潭地区。主要分布于闽东地区的福鼎市、霞浦县、罗源县、莆田市等地
18	隆林山羊	肌肉丰满，胴体脂肪分布均匀，肌纤维细，肉质鲜嫩，膻味小，产乳性能较好，繁殖力强	主产区位于广西壮族自治区北部山区。主要分布于隆林各族自治县，毗邻的田林县和西林县也有少量分布
19	雷州山羊	肉质优良，脂肪分布均匀，肥育羯羊无膻味，具有成熟早、发育快、肉质和皮板品质好、繁殖率高的特点	主产区位于广东省湛江地区的徐闻县。主要分布于雷州半岛和海南岛一带
20	长江三角洲白山羊	阉割肥育后的长江三角洲白山羊肉质肥嫩，脂肪分布均匀，经烹调后，味鲜美，食而不腻。此外，羊毛洁白，挺直有峰，有光泽且弹性好，是制作毛笔的优良原料	主产区位于我国东海之滨的长三角洲。在江浙两省及上海市郊县均有分布

 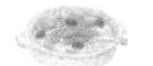

表 2-5 山羊的培育品种

序号	名称	特点	培育产区及分布
1	关中奶山羊	体格大，产奶量高，繁殖力强，遗传稳定，耐粗饲，适应性和杂交改良地方山羊效果显著	培育于陕西省咸阳市三原县、泾阳县、淳化县、武功县、乾县等地。主要分布于陕西省关中平原各地，杨凌农业高新技术产业示范区、千阳县、三原县、泾阳县、富平县、扶风县、武功县等地
2	崂山奶山羊	体质结实，产乳量高，乳脂率约为 4%	培育于山东省胶州半岛。主要分布于山东省青岛市及烟台地区；另外，在临黄海和渤海之滨的平原、丘陵与山地也有分布

表 2-6 山羊的引入品种

名称	特点	引入国家 / 地区及分布
萨能奶山羊	体格大，产奶多，适应性强，对精料需求少，饲料来源广，繁殖率高，容易饲养，遗传稳定。成年母羊一个泌乳期平均达 300 天，母羊第三胎的产乳量较高，第四胎后逐渐下降	1929 年自加拿大引入，1891 年后又由德国、加拿大、英国、日本等分批引入。在我国主要分布于陕西省、山东省等地

羊肉的营养价值

羊肉营养价值丰富，历来被用作壮阳的佳品。《本草纲目》载其功用“羊肉能暖中补虚、补中益气、开胃健身……治虚劳寒冷，五劳七伤。”金代李杲说：“羊肉有形之物，能补有形肌肉之气，故曰补可去弱。人参、羊肉之属。人参补气，羊肉补形。风味同羊肉者，皆补血虚，盖阳生则阴长也。”隋朝名医巢元方诊治麻叔谋的病时曰“风入腠理，病在胸臆，须羊肉蒸熟掺药之则愈。”在祖国医学中，认为羊肉味甘性温，入脾、肾经，具有益气补虚、温中暖下（肾）之功效，它既能御风寒，又可补身体，对一般风寒咳嗽、慢性气管炎、虚寒哮喘、肾亏阳痿、腹部冷痛、体虚怕冷、腰膝酸软、面黄肌瘦、气血两虚、病后或产后身体虚亏等一切虚弱症状均有治疗和补益效果，最适宜于冬季食用，故被称为冬令补品，深受人们欢迎。

羊肉作为绝佳的食疗保健品，羊肉、羊血、羊骨、羊肝、羊奶、羊胆等可用于多种疾病的治疗，具有较高的药用价值。其功效和作用具体而言可以体现在以下几方面：第一是能温补脾胃，可用于治疗脾胃虚寒所致的反胃、身体瘦弱、畏寒等症；第二是温补肝肾，可用于治疗肾阳虚所致的腰膝酸软冷痛、阳痿等症；第三是能补血温经，可用于产后血虚经寒所致的腹冷痛；第四是能温补脾胃，增加消化酶的分泌，帮助消化；第五是养肝明目，羊肉有益血、补肝、明目之功效，对治疗产后贫血、肺结核、夜盲、白内障、青光眼等有很好的效果。

羊肉的高营养价值源于其丰富的营养成分。现代营养学研究表明，羊肉的粗蛋白含量（12.8 % ～ 18.6 %）低于牛肉（16.2 % ～ 19.5 %）、高于猪肉（13.5 % ～ 16.4 %）。粗脂肪含量（16 % ～ 37 %）低于猪肉（25 % ～ 37 %）、高于牛肉（11 % ～ 28 %），具体见表 2-7。蛋白质中所含主要氨基酸的种类和数量，符合人体营养的需要[14]。羊肉中的赖氨酸、精氨酸、组氨酸含量都高于牛肉、猪肉、鸡肉，见表 2-8。而且羊肉中所含的硫胺素、核黄素也比其他肉品多。羊肉中的胆固醇含量较低。每 100 克羊肉脂肪中含胆固醇仅 29 毫克，而每 100 克牛肉脂肪中含胆固醇 75 毫克，每 100 克猪肉脂肪中含胆固醇 74.5 ～ 126 毫克，人对羊肉的消化率亦高，一些国家把羊肉列为上等食品。此外，羊肉的内脏营养也很丰富，也是养生保健的重要原料[15]，见表 2-9。

表 2-7　羊肉与牛肉、猪肉常量化学成分比较

不同肉类	化学成分					
	水分（%）	粗蛋白（%）	粗脂肪（%）	粗灰分（%）	矿物质（毫克/100 毫克）	胆固醇（毫克/100 毫克）
绵羊肉	48.0 ～ 65.0	12.8 ～ 18.6	16.0 ～ 37.0	0.8 ～ 0.9	0.8 ～ 0.9	70.0
山羊肉	61.7 ～ 66.7	16.2 ～ 17.1	15.1 ～ 21.1	1.0 ～ 1.1	1.0 ～ 1.1	60.0
牛肉	55.0 ～ 60.0	16.2 ～ 19.5	11.0 ～ 28.0	0.8 ～ 1.0	0.8 ～ 1.0	106.0
猪肉	49.0 ～ 58.0	13.5 ～ 16.4	25.0 ～ 37.0	0.7 ～ 0.9	0.7 ～ 0.9	126.0

表 2-8　羊肉与牛肉、猪肉、鸡肉蛋白质所含氨基酸成分比较（克/100 克）

氨基酸成分	不同肉类				
	羊肉	山羊肉	牛肉	猪肉	鸡肉
赖氨酸	8.7	7.4	8.0	3.7	8.4
精氨酸	7.6	2.1	7.0	6.6	6.9
组氨酸	2.4	1.5	2.2	2.2	2.3
色氨酸	1.4	8.4	1.1	1.3	1.2
亮氨酸	8.0	5.1	7.7	8.0	11.2
异亮氨酸	6.0	3.5	6.3	6.0	6.1
苯丙氨酸	4.5	4.8	4.9	4.8	4.6
苏氨酸	5.3	2.7	4.6	4.8	4.7
蛋氨酸	3.3	5.4	3.3	3.4	3.4
缬氨酸	5.0	7.5	5.8	6.0	5.5
甘氨酸	4.7	-	2.0	4.3	1.0
丙氨酸	4.3	-	4.0	6.4	2.0

（续表）

氨基酸成分	不同肉类				
	羊肉	山羊肉	牛肉	猪肉	鸡肉
丝氨酸	6.3	-	5.4	4.0	4.7
天门冬氨酸	6.5	-	4.1	8.9	3.2
胱氨酸	1.0	1.2	1.3	1.1	0.8
脯氨酸	3.8	-	6.0	4.6	6.1
谷氨酸	10.4	-	15.4	14.5	16.5
酪氨酸	4.9	3.1	4.0	4.4	3.4

表 2-9　羊主要内脏每 100 克所含营养物质的量

每 100 克内脏所含营养物质	内脏			
	肝	肺	胃	肾
水分（克）	68.0	76.0	84.0	78.8
蛋白质（克）	18.5	20.2	7.1	16.5
脂肪（克）	7.2	2.8	7.2	32.0
碳水化合物（克）	4.0	0.9	0.9	0.2
钙（毫克）	9.0	17.0	34.0	48.0
磷（毫克）	414.0	66.0	98.0	279.0
铁（毫克）	6.6	9.3	1.4	11.7
维生素 A（IU）	29 000.0	-	-	140.0
维生素 B_1（毫克）	0.42	0.03	0.03	0.49
维生素 C（毫克）	18.9	-	-	7.0
维生素 D_3（毫克）	-	0.45	0.21	1.78

羊肉不同部位及其应用

经上节介绍完羊肉的品种分布和营养价值后，相信大家已经对羊肉有了初步的认识。那么，羊肉是不是人人都适合呢？羊肉那么多部位，是不是每个部位都能食用呢？接下来我们再一起深入探究羊肉的饮食宜忌和羊肉不同部位的作用特点。

羊肉

羊肉性热，入肾、肝经，具有温阳补肾的功效，能御风寒，强身健体，提高免疫力，适用于畏寒怕冷、手脚冰凉、面色㿠白及因肾虚而致腰膝酸软的寒证之人。此外，羊肉还具有温经补血的功效，经期和孕期也可适当食用。羊肉还能保护胃壁，促进消化酶分泌，故消化不良、胃溃疡疾病等患者也可食用羊肉。羊肉还具有补血及清肝明目之功效，针对产后贫血的女性，以及患有白内障、青光眼等眼疾和肝病患者亦可食用。

当然，并不是所有人都适合食用羊肉，那么在生活中，哪些人不适合食用羊肉呢？在食用羊肉时应当注意什么呢？首先，羊肉性热，因此热性体质患者，如口舌生疮、牙痛等上火者不适合食用羊肉。此外，患有高血压、慢性肝病的患者要少吃，急性胃肠炎患者应待疾病恢复后再吃。在烹饪羊肉时也应注意，涮羊肉时应将羊肉放沸水中停留至少 2 分钟，待羊肉充分煮熟后再食用，这样做是为了杀死羊肉中的细菌及寄生虫；在食用烤羊肉时，应避免将肉烤焦烤煳，因为烤焦烤煳后会产生致癌物。

羊血

羊血性平，味咸，入脾经，具有健脾养胃、活血补血的功效。羊血中含有多种蛋白质，如血红蛋白、血清白蛋白、血清球蛋白及纤维蛋白等。经常食用羊血可以补充人体所需的营养，促进生长发育和提升免疫力。此外，羊血对各种出血患者有很好的补益作用，如崩漏、吐血、产后贫血的患者适当食用羊血，可以起到补血、止血的效果；对于跌打损伤、体质虚弱及身上有瘀青的患者也可以适当食用，能够活血化瘀、补充身体所需蛋白质，提升身体素质，改善体质。

羊肝

羊肝中所含营养物质比较丰富，如蛋白质、维生素 A、脂肪、碳水化合物，以及钙、磷、铁等矿物质，食用羊肝可以保护视力，预防夜视及青光眼等。此外，食用羊肝还具有补血，改善贫血的功效。对于有青光眼、干眼症及夜盲等眼疾患者，适当食用羊肝可以改善视力；对于术后及病后较为虚弱的患者，食用羊肝能补充人体所需营养，加快疾病恢复；对于贫血及营养不良的患者，食用羊肝能补血和补充营养。但是，高血压、高血脂及肥胖患者应尽量少食，因为羊肝中含有一定比例的胆固醇，多食会加重疾病负担，对疾病控制和恢复不利。

羊骨

羊骨同其他骨类一样，含有丰富的钙、镁，以及微量的钠、钾、铁等矿物质；同时，还含有丰富的骨胶原、弹性蛋白和中性脂肪，能补血、补钙、延缓衰老。羊骨适合炖汤，其中最佳部位是羊大腿骨和羊头骨。羊骨中所含骨油富有蛋白质、维生素和矿物质，经炖煮后可以直接吸食。此外，大家所熟知的一道美食——羊蝎子，其实就是羊的脊椎骨，因为它的形状很像带着尾刺的蝎子，因此而得名。羊蝎子中的氨基酸和蛋白质含量都较丰富，具有滋阴补肾的作用。羊的肋骨部分叫作羊小排，属于软骨的一种，经过烹饪后可以直接食用，能补钙。对处于生长发育期的儿童、更年期妇女及老年人群而言，适当食用羊骨能促进生长发育、补血养颜、延缓衰老、增强骨密度。而有感冒、发热、口舌生疮及上火等患者则暂时不适合食用羊骨，可能会加重热症。

羊腰

羊腰味甘，含有丰富的铁、钙、镁、磷等矿物质和多种蛋白质。此外，羊腰还含有抗坏血酸和维生素 A 等，能生精益血、补肾壮阳。对于因肾虚导致腰膝酸软、腰痛、耳聋耳鸣，以及尿频、夜尿频多的人食用羊腰可以改善症状。但是，羊腰中同时也含有不易排出人体的尿酸和嘌呤，食用后可能会加重肾脏负担，因此肾病综合征和痛风患者不适合食用羊腰。

羊肉的选购与处理

在市场上如何才能选购到自己想要的肉制品呢？山羊肉和绵羊肉又如何区分呢？购买回家的食材又该如何处理呢？这里教大家几招。

1. 新鲜羊肉的选购方法

新鲜的羊肉口味更佳，那么市面上如何才能选购到新鲜的羊肉及羊肉汤呢？掌握下面几个选购要点（表 2-10），教你快速鉴别羊肉是否新鲜。

表 2-10　新鲜羊肉的选购要点[16]

选购要点	新鲜羊肉	不新鲜的羊肉
色泽	肌肉有光泽，红色均匀，脂肪洁白或淡黄色，肉质坚硬而脆	肌肉颜色稍显暗淡，脂肪缺乏光泽，有明显的羊肉膻味，稍有氨味或酸味
弹性	用指压后立即恢复原状	指压后不能完全恢复到原状
黏度	外表微干或有风干膜，不黏手	外表干燥或黏手，切口截面上有湿润现象
肉汤	肉汤透明澄清，脂肪团聚于肉汤表面，具有羊肉特有的香味和鲜味	肉汤稍有浑浊，脂肪呈小滴状浮于肉汤表面，香味差或无鲜味

此外，出于食品安全方面的考虑，在购买羊肉时还要注意查看经营者是否有相关的合法手续，如营业执照、卫生许可证等；其经营的肉制品是否有肉品检疫验讫印章和持有检疫证明。

2. 绵羊肉和山羊肉的鉴别方法

绵羊和山羊均有部分品种为肉用羊，饭店里有些用羊肉做的菜品，特别提示是山羊肉做的，如炖黑山羊肉、清炖山羊肉等。那么该如何区分绵羊肉与山羊肉呢？这里教你几招区分山羊肉和绵羊肉的方法，见表 2-11。

表 2-11　绵羊肉和山羊肉的鉴别方法[17]

鉴别要点	品种	
	绵羊肉	山羊肉
外观	绵羊形体结构匀称，背腰平直，体质结实；绵羊毛弯曲且柔软；肉质致密，呈暗红色，肉纤维之间夹杂有白色脂肪；肋骨窄而短，肌肉纤维柔软细嫩、肥瘦适中	山羊形体结构短小，背腰呈曲线，体质瘦松；山羊肉的毛直立且较硬；肉质发散，不黏手，肉色偏淡，在腹部脂肪较多的地方会出现白色脂肪；肋骨更宽、更长，且肌肉纤维粗长

（续表）

鉴别要点	品种	
	绵羊肉	山羊肉
肉质	肉质致密柔软，横切面细密。羔羊肉为玫瑰色；成年羊肉为鲜红色或砖红色；老龄羊肉为暗红色。	成年山羊肉呈淡红色；老龄羊肉色较深。脂肪含量少，肉质较绵羊肉差一些。
味道	膻味较淡	膻味较浓烈
吃法	适合涮食	更适合清炖和烤羊肉串

3. 羊肉的主要部位划分

不同的部位适合不同的烹饪方法，针对不同肉质选择适合的烹饪方法能最大限度地保留肉的风味，那么羊肉的部位划分是怎样的呢？不同部位最合适的烹制方法有哪些呢？具体详见表 2-12。

表 2-12　羊肉的主要部位划分及特点 [18]

部位名称	部位特点	推荐烹饪方法
脖颈	脖颈肉质地较为老，筋膜组织多，质韧	烧、炖及制馅
上脑	位于脖颈后、脊骨的两侧，肋条之前，质嫩	熘、炒、汆[1]
肋条	连接肋骨的肉，外层覆盖有薄膜，肥瘦相间，质地较为松软	扒[2]、焖、烧及制馅
外脊	脊骨两侧的肉，纤维细短，质嫩	熘、炒、煎、爆
里脊	紧靠脊骨后侧的小长肉，肌纤维细长，质地软嫩	熘、炒、煎、炸

1 汆：是一种烹调方法，指将食物放到沸水里稍微煮一会儿，如“汆汤”“汆丸子”“汆黄瓜片”等。

2 扒：是一种烹饪方法，指先用葱、姜炝锅，再将原材料加入调料，添加汤汁后煮至酥烂，最后再勾芡出锅。

（续表）

部位名称	部位特点	推荐烹饪方法
哈利巴	包裹在羊前腿上端棒子骨的肉，筋肉相连，质地较老	炖、焖、烧
胸口	位于脖颈下，两前腿之间的部位，肥肉多而瘦肉少，没有筋膜组织	焖、烧、扒
三叉	脊椎骨后端、羊尾的前端，其间有一层夹筋，肥瘦各半	炒、爆
磨裆	尾下臀部上的肉，质地较松软	爆、炒、炸、烤
黄瓜条	磨裆前端，三岔下端，质地较嫩	炸、爆
腰窝	位于后腹部、后腿前，肥瘦相间，伴有少许筋膜组织	炖、扒
腱子	羊肉后腿上的瘦肉，肉中夹有筋膜，筋肉相连	酱制
羊尾	羊尾脂肪居多，肥嫩浓香，但膻味相对较重	炸、拔丝

4. 羊肝的挑选与处理

羊肝颜色方面，新鲜羊肝的颜色较为鲜活，表层有光泽；放置时间长的羊肝表面无光泽、发瘪，且颜色较为暗淡。羊肝平整度方面，新鲜羊肝表皮没有其他颜色的污点或小疙瘩似的结节；病羊的羊肝表皮会散在一些黑色、褐色的斑点和小疙瘩。弹性方面，新鲜羊肝弹性好，用手指按下去后能很快恢复，且触感细腻、柔软、紧实；不新鲜的羊肝按下去不能反弹，触感较为松软且干[19]。

羊肝买回来后，应在清水中冲洗至少 10 分钟，然后再在水中浸泡半小时以上，其间要换水 4 ～ 5 次。在烹饪时，注意烹饪时间不能过短，等羊肝熟透变成褐色后才能食用。那么，买回来的羊肝或是煮熟后食用不完的羊肝应如何储存呢？不妨在羊肝表面上抹一层大豆油，再放入冰箱中冷藏，这样可以有效延长羊肝的保鲜期。

5. 羊骨的挑选与处理

羊骨的挑选比较简单，如果想食用嫩一点的羊骨，应选择同等部位较细的羊骨，细羊骨肉质较为柔嫩，骨质脆，口感较好。羊骨是否新鲜，就看羊骨上附的肉是否鲜红有光泽，如果肉色为褐色且缺乏光泽，则羊骨可能不新鲜。此外，看羊骨的断层颜色，新鲜、健康的羊骨断层颜色应该是洁白无血色的，反之则为不新鲜的羊骨。羊骨不适合长期保存，买回的羊骨最好能在一两天内吃完，如果当时无法吃完，可以将羊骨上的筋膜去掉，再用保鲜膜将羊骨包裹起来，然后再裹上报纸和毛巾将其放入冰箱冷冻，这样可以保持羊骨一个月不变质。

6. 羊肉膻味的去除方法

很多人觉得羊肉有膻味，不太能接受。其实羊肉出现膻味的原因是羊肉存在一种挥发性脂肪酸[20]。如果不喜欢这种膻味，有很多方法可以去除。

• 漂洗法去膻

将羊肉分割后，剔除筋膜，将肥瘦肉分开，冬季用温水漂洗约 30 分钟，夏季用凉水漂洗 30 分钟即可。

• 米醋法去膻

将羊肉切块，放入沸水中，加适量米醋（羊肉：水：米醋的比例为 10 ： 10 ： 1）煮开后捞出，控干水分即可。

• 绿豆法去膻

煮羊肉时，先将羊肉与绿豆放入沸水中同煮 10 分钟（羊肉与绿豆的比例为 10 ∶ 1），然后倒掉绿豆和水，重新加水和辅料烹制即可。

• 胡椒法去膻

将羊肉用温水洗净，切块后放入锅内，加入适量的胡椒与清水煮开，捞出羊肉再烹制即可。

• 萝卜法去膻

煮羊肉时，加入适量的萝卜，羊肉的膻味就会被萝卜吸收，肉熟后，去除萝卜食肉即可。

• 核桃法去膻

煮羊肉时，加入 2 ～ 3 个扎好孔的核桃与羊肉同煮，羊肉的膻味就会被带小孔的核桃吸收，从而大大减轻羊肉的膻味。

• 咖喱法去膻

煮羊肉时加入些许咖喱粉可去除羊肉膻味，羊肉与咖喱粉的比例为 100 ∶ 1，即 1 000 克羊肉加入 10 克咖喱粉。

• 茉莉花法去膻

炖羊肉时，用洗干净的白纱布包一小撮茉莉花同煮，即可去除膻味。

• 甘蔗法去膻

煮羊肉时，加入破开的甘蔗或者蔗糖，不仅可以去除膻味，还能让羊肉更加鲜美可口（羊肉 : 甘蔗为 5 ∶ 1；若为蔗糖，则比例为 20 ∶ 1）。

• 鲜笋法去膻

将羊肉和鲜笋按照 2 ∶ 1 的比例放入锅中煸炒，然后再加入适量的清水炖熟即可。

· 大蒜法去膻

将羊肉和蒜头按照20 ：1的比例放入锅中同炒数分钟，然后加入适量的清水炖煮，待肉熟烂即可。

· 茶叶法去膻

炒羊肉前，先泡一杯浓茶，待羊肉入锅炒干水分后，分多次加入浓茶继续煎炒，待肉熟即可起锅装盘。

· 山楂法去膻

烧羊肉时，加入几粒洗净的山楂或者橘子皮、红枣等，既可以去除膻味，又能使羊肉的口感更好。

附　去除羊腰膻味的方法

羊腰的膻味较浓，处理时要先将羊腰表皮去掉，然后将羊腰劈开，去除中间的白色筋膜，这部分筋膜是羊腰的臊腺，去除后能除味，使其保持较好的口感。如果担心羊腰的膻味去除不够彻底，可以在烹饪时加入白萝卜或者陈皮，这样就能更好地去除羊腰的膻味。

7. 鲜羊血的凝固方法

市售的羊血基本都是凝固的，部分人会对凝固后的羊血是否新鲜、制作是否卫生等存疑。那就买一份新鲜羊血，自己操作让它凝固，这样新鲜与卫生就并存了。其实凝固羊血的方法很简单，在新鲜的羊血中加入适量的水和盐，将其搅拌至出现丰富的泡沫，然后用干净的勺子撇出泡沫，将血静置至凝固，再放入锅中，加适量清水，小火慢煮至羊血熟即可。

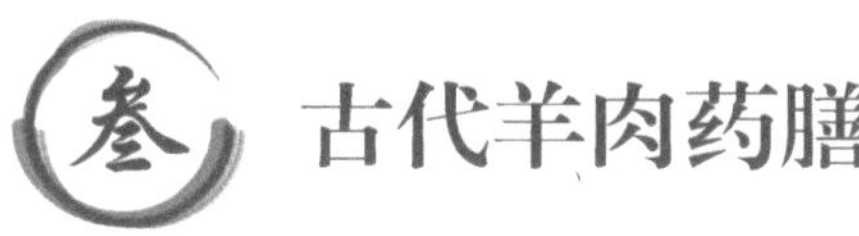

古代羊肉药膳

我国具有悠久的羊肉食疗历史，我们不仅能从《千金翼方》《太平圣惠方》《肘后备急方》等书籍中感受到羊肉在中医方面的魅力，也能在羊肉小麦生姜粥、参芪归姜羊肉羹、附子烧羊肉等食疗方中体会到羊肉的作用，展示出中国传统饮食文化和中医养生的博大精深[21]。那么古代典籍中是如何对羊肉的食用价值和药用价值进行阐述的呢？本章，我们将引用文献原文，必要时做解读，为读者呈现古代典籍中原汁原味的羊肉食疗名谱。章节中涉及的部分名词和剂量参考2014年《中药大辞典》（第2版）或相关研究论文等[22-27]。

羊不同部位药用价值

在中医学中，羊的不同部位有不同的性味归经和功效，在医学典籍中亦有诸多论述，本节选取了部分典籍原文并加以注释。此外，基于中医典籍论述，本部分还对羊的不同部位的性味、功效进行了归纳总结，供读者参考，见表3-1。

表 3-1　羊肉各部位的性味与功效主治

部位	性味	功效
羊肉	味甘，性热	温中健脾、补肾壮阳、益气养血
羊脂	味甘，性温	补虚、润燥、祛风、化毒
羊血	味咸，性平	补血、止血
羊心	味甘，性温	养心、解郁、安神
羊肝	味甘、苦，性寒	补肝、明目
羊胆	味苦，性寒	清火、明目、解毒、退翳[1]
羊胰	味甘，性平	润肺止咳、润泽肌肤、止带
羊肺	味甘，性平	补肺、止咳、利水
羊肾	味甘，性温	补肾、益精
羊角	味咸，性寒	平肝息风、清肝明目、凉血解毒
羊骨	味甘，性温	补肾、强筋骨、止血
羊乳	味甘，性温	补虚、润燥、和胃、解毒
羊胃	味甘，性温	健脾益胃
羊脑	味甘，性温	补虚健脑、润肤
羊髓	味甘，性平	益阴填髓、润肺泽肤、清热解毒
羊皮	味甘，性温	补虚、祛瘀、消肿
羊脬	味甘，性温	缩泉[2]
羊外肾	味甘、咸，性温	补肾、益精、助阳
羊靥	味甘、淡，性温	化痰消瘿[3]

1 翳：狭义专指起于黑睛上的混浊；广义则包括瞳神内晶状体的混浊。

2 缩泉：缩小便。

3 瘿：中医指颈瘤，俗称大脖子，是生长在脖子上的一种囊状瘤。类似于现代医学的甲状腺肿大等症。

1. 羊肉

《金匮要略》中运用当归生姜羊肉汤方治寒疝腹痛。

原文	现代做法
“当归三两，生姜五两，羊肉一斤，上三味，以水八升，煮取三升，温服七合，日三服。若寒多者加生姜成一斤；痛多而呕者，加橘皮二两、白术一两。加生姜者，亦加水五升，煮取三升二合，服之。”	当归150克，生姜250克，羊肉500克，洗净后加水1 600毫升同煮，煮至水量减少至600毫升时，取汤汁温服即可。若腹部冷痛或自觉恶寒等症状重，生姜用量可以加至500克，加重生姜用量的同时，煎煮的水也应再加1 000毫升，煮至640毫升时温服即可；如腹痛还伴随有呕吐等症状，则在上述用药基础上加橘皮100克、白术50克即可

《遵生八笺》记载了山药粥治疗虚劳骨蒸。

原文	现代做法
“用羊肉四两捣烂，加入一合山药末，盐少许，粳米三合，煮粥食用。”	羊肉约200克洗净剁碎，山药末100克，盐适量，粳米300克一起加水煮粥食用即可

《外台秘要》记录了当归生姜羊肉汤治寒疝腹中痛。

原文	现代做法
“当归（三两），生姜（五两），肥羊肉（一斤）去脂，上三味，切，以水一斗合煮，取三升，去滓，温服七合，日三，痛即当止。”	将当归150克、生姜250克洗净，羊肉500克去脂肪后洗净，三味均切细，加水2 000毫升，煎煮至600毫升，取汤汁温服，每次140毫升，每天3次

2. 羊脂

《古今录验方》记载了具有温中补虚，扶正去羸功效的地黄羊脂煎。

原文	现代做法
“生地黄汁一升，生姜汁五升，羊脂二斤，白蜜五升。上四味，先煎地黄汁，令余五合。下羊脂煎，减半。次下姜，次下蜜，令如饴状。空肚，酒一升，取煎如鸡子大，投酒中饮，日三。”	先煎地黄汁，置于铜器中煎煮，直至其减半，再下羊脂，煎煮直至减半，再下姜、蜂蜜，直至煎如饴糖状。服用时，取膏10克置于200毫升酒中，口服，每天3次

《千金翼方》记载了羊脂汤治疗产后下痢。

原文	现代做法
“羊脂（五两），当归、干姜、黄柏、黄连（各三两）。上五味，咀，以水九升，煮取三升，去滓，纳脂令烊。分三服。”	选用当归、干姜、黄柏、黄连各150克，加水1 800毫升，煎煮至600毫升时，去渣留汁，加羊脂至融化后，分3次服用

3. 羊血

《本草纲目》记载了很多羊血组方，用于止鼻血、产后血崩、便血及胎死不下等。

原文	现代做法
“鼻血不止。刺羊血热饮即愈。” “产后血崩（或下血不止，心闷面青，身冷欲绝）。用新羊血一碗饮服。三两次后见效。” “胎死不出（或死胎不下）。刺羊血热饮一小碗，极效。”	对于流鼻血、产后出血及胎死不下，可以直接食用新鲜羊血或羊血加热后饮用即可
“大便下血。用羊血煮熟拌醋吃，最效。”	针对便血，则可以用羊血煮熟后加醋食用

4. 羊心

《饮膳正要》记录了名方炙羊心治心气惊悸，郁结不乐。

原文	现代做法
“治心气惊悸、郁结不乐。羊心（一个带系桶），咱夫兰[1]（三钱）。上件，用玫瑰水一盏，浸取汁，入盐少许，签子签羊心，于火上炙，将咱夫兰汁徐徐涂之，汁尽为度，食之。”	用水一杯泡玫瑰花，做成玫瑰水。再用玫瑰水浸泡藏红花，去渣取汁，加入盐少许搅匀备用。把羊心洗净，用针在羊心上刺若干个小孔，再用竹签或铁签签住羊心，放于火上烤，不停地转动签子，使其受热均匀。在炙烤的同时，将藏红花汁徐徐涂在羊心上，汁尽羊心熟透即可食用

1 咱夫兰为古代蒙古族调料，即藏红花。炙羊心也就是烤羊心。

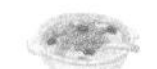

5. 羊肝

《本草纲目》记载了诸多羊肝组方，对目赤热痛、翳膜羞明及青盲内障、牙龈肿痛、久痢不愈等均有较好的功效。

原文	现代做法
“目病失明。用青羊肝一斤，去膜切片，在新瓦上炕干，同决明子半升、蓼子一合炒为末。每服一匙，白蜜浆送下。一天服三次，服至三剂，可以目明。”	用去脂膜的羊肝洗净后放在瓦片上焙干，然后加用决明子和蓼子同炒后研细为末，使用白蜜同服，每天3次，有明目的功效
“牙疳肿痛。用羊肝一具，蘸赤石脂末，随意吃。”	牙龈肿痛时，用羊肝蘸赤石脂末食用可以止痛

6. 羊胆

《医方集解》记载了二百味草花膏[1]，治烂弦风[2]，赤眼流泪，不可近光及一切暴赤目疾。制法为用羯羊胆一枚，“入蜜胆中，蒸熟，候干，研为膏”。

李时珍认为，肝开窍于目，胆汁减则目暗。目者肝之外候，胆之精华也，故诸胆皆治目疾。《太平圣惠方》记录了三胆[3]点眼方，主要治疗眼被他物所伤，如眼外伤等。

原文	现代做法
“羊胆（一枚），鸡胆（三枚），鲤鱼胆（二枚）。上件药，摘破调合令匀，频频点之。”	将三胆破碎后混匀，点疾患处即可

1 本方起名为“二百味”，源于羊食百草，蜂采百花。

2 烂弦风，是以睑弦红赤、溃烂、刺痒为特征的眼病。

3 三胆，即羊胆、鸡胆和鲤鱼胆。

古代羊肉名谱辑要

羊肉不同部位均有一定的药用价值，且有众多典籍史料支撑。那么，古代有哪些经典羊肉名谱呢？由于篇幅限制，本节仅摘录了部分古代羊肉名谱供大家食飨。

1. 粥食类

羊肉韭菜粥

羊肉韭菜粥出自元代皇室宫廷菜。具有温阳补肾、益气补虚的功效。针对阳痿有治疗作用。

【材料与做法】 羊肾（1具，洗净），羊肉二两（100克），韭菜三两（150克），粳米二两（100克），枸杞子一两（50克）。将羊肾对半切开，切丁状；羊肉、韭菜洗净，切碎。先将羊肾、羊肉、枸杞子、粳米放锅内，加水适量小火煮粥，待快煮熟时放入韭菜，再煮2～3分钟，每日食用。

羊骨粥

羊骨粥载自《圣济总录》。具有健脾胃、强筋骨、滋补肾气等功效。针对虚劳、腰膝无力等症有较好的治疗作用。

【材料与做法】 羊骨（一具，洗净，捶碎）、陈皮二钱（10克）、高良姜二钱（10克）、草果二个、生姜一两（50克）、大米适量、盐少许。水三斗（6升），水煮开后加入上述食材，慢火熬，待汤汁浓缩至1/3左右，过滤渣后用汁煮粥即可。

羊肉粥

羊肉粥载自《退思集类方歌注》。具有补衰弱，壮筋骨的功

 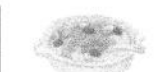

效。针对腰膝酸软、阳痿、月经量少、畏寒腹痛等具有较好的调治作用。老年人及脾胃虚弱者可多食用。

【材料与做法】人参二两（100 克）、生黄芪一两（50 克）、茯苓一两（50 克）、大枣五枚、羊肉二斤（1 000 克）。做法是先将羊肉去脂皮，取精肉四两（200 克）切细备用。将剩余的羊肉及脂皮一斤六两（约 800 克）加上黄芪等药材一起放入锅内，加水五大盏（约 1 000 毫升），煎煮浓缩至三盏水（约 600 毫升），去药渣留汁，下适量大米煮粥，待粥将熟时加入切好的羊肉继续煮至肉熟。起锅前调味，空腹食用即可。

羊肉苁蓉粥

羊肉苁蓉粥出自《陶隐居药性论》，在《证类本草》中也有记载。具有补肾助阳，健脾养胃，润肠通便的功效。针对脾肾阳虚，中阳不振，下元虚冷，脘腹冷痛，阳痿早泄，遗精遗尿，阳虚冷秘等有明显疗效。

【材料与做法】肉苁蓉四两（200 克）、精羊肉五两（250 克），粳米二两（100 克），盐适量，葱白 2 根、生姜 3 片。做法是将肉苁蓉、精羊肉洗净后分别切细，先用砂锅煎肉苁蓉取汁，去渣，再入羊肉、粳米同煮，待煮开后，再加入盐、生姜、葱白煮为稀粥即可。需要注意的是羊肉苁蓉粥属温热性药粥方，适用于冬季服食，以 5 ～ 7 天为一疗程，夏季不宜服食。因此，凡大便溏薄、性功能亢进者，也不宜选用。

苁蓉羊肾粥

苁蓉羊肾粥载自《圣济总录》。具有滋肾平肝，强壮补虚的功效。针对肝肾不足、身体羸弱、面色黄黑、鬓发干焦、头晕耳鸣等具有较好的疗效。

【材料与做法】肉苁蓉一两半（75克，酒洗去土），羊肾一具（去脂膜，切细），羚羊角（屑）二两（100克），磁石（烧赤，醋淬，捣末，即烧红后用醋淬后捣成细末）三两（150克），薏苡仁三两（150克）。做法是将肉苁蓉、羚羊角（屑）磨细，分为3份。煎服之前用水三升半（3.5升），加入1份磨细的肉苁蓉和羚羊角粉（用布包煎）煎煮浓缩汤汁至两升（2升）左右，去药渣，留药汁，再下入磁石、薏苡仁各一两（50克），羊肾一具，粳米适量，同煮至粥熟即可。

2. 肉羹类

羊藏羹

羊藏羹出自《饮膳正要》。具有健脾补肾，驱寒，补益气血，强身健体的功效。用于治疗肾虚劳损，骨髓伤败。

【材料与做法】羊肝、羊肚、羊肾、羊心、羊肺（各一具，洗净），牛酥一两（50克），胡椒一两（50克），荜茇一两（50克），豆豉一合（180克），陈皮二钱（10克），高良姜二钱（10克），草果2个，葱5根。做法是先将羊肝、羊肾、羊心、羊肺等洗净，切适宜大小，入锅中，加适量清水，小火慢煮至熟，捞出沥干水分后备用；再将上述食材及药物装入羊肚内，缝合羊肚并放入纱布袋内继续煮至熟，起锅前调味即可。

羊脊骨羹

羊脊骨羹出自《太平圣惠方》。具有温补肾阳，通经止痛的功效。用于治疗肾气虚冷，腰脚疼痛，转动不能。

【材料与做法】羊脊骨（一具，锤碎），葱白一小把，粳米

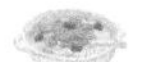

两合（360 克），盐适量。做法：锅内加入清水七大盏（约 1 400 毫升），水煮开后加入捣碎的羊脊骨同煮，待汤汁煎煮浓缩至四大盏（约 800 毫升）时，捞出羊脊骨，留汤汁。在留存的骨汤内加入粳米熬煮至熟，起锅前下入切碎的葱白及盐调味即可。

羊肉羹

羊肉羹出自《饮膳正要》。具有温中补虚、散寒止痛的功效。适用于肾虚衰弱，腰脚无力，脘腹冷痛等症。

【材料与做法】羊肉半斤（250 克，细切），萝卜一个（约 150 克，切厚片），草果一钱（5 克），陈皮一钱（5 克），高良姜一钱（5 克），荜茇一钱（5 克），胡椒一钱（5 克），葱白（切段）、姜丝、盐适量。做法是先将羊肉剔去筋膜，洗净，入沸水锅内焯后捞出冲洗干净，切细备用。萝卜洗净，切片。把草果、陈皮、高良姜、荜茇洗净，胡椒拍破一起装入纱布袋内。将羊肉丁和纱布袋置于砂锅中，注入适量清水，入姜丝、葱段，先用沸水煮开后，去除浮沫，改用小火煨 2 ～ 3 小时，至肉熟烂，捞出药袋，除去姜、葱，调味即成。

润肺膏

润肺膏载自《丹溪心法 · 劳瘵十七》。具有补肺润燥、降气止咳的功效。用于治疗久嗽肺燥、肺痿。

【材料与做法】羊肺一具，苦杏仁一两（50 克），柿霜一两（50 克），真酥一两（50 克），蛤粉一两（50 克），白蜜二两（100 克）。做法是先将羊肺洗净备用；再将以上药味加水搅拌均匀后灌入羊肺中，加水煮熟即可。

3. 焖蒸类

盏蒸羊

盏蒸羊出自《饮膳正要》。具有益气补虚，温中暖下的功效。用于治疗虚劳羸瘦、腰膝酸软、产后虚冷、腹疼、寒疝、中虚反胃等症。

【材料与做法】羊腿三条，草果五个，高良姜二钱（10克），陈皮二钱（10克），小椒二钱（即花椒外壳10克），杏泥一斤（500克），松黄二合（即松花200毫升），生姜汁二合（200毫升）。做法是将上述食材同炒拌匀后，上笼蒸至软烂即可。

鳖蒸羊

鳖蒸羊为宋代官府菜，具有补益脾肾，强健筋骨的功效。适用于久病体虚、气血亏虚所致头晕耳鸣、乏力及肾虚所致的腰膝酸软等症的调治。

【材料与做法】鳖1只，羊后腿肉500克，白萝卜100克，熟火腿片75克，盐、料酒、葱段、姜丝、冰糖、醋等适量。做法是将鳖去黑衣、爪甲及内脏，清洗干净后用盐和料酒腌制备用；羊肉洗净，入清水锅内，加白萝卜、醋、葱、姜等同煮至羊肉断生时捞出并放入冷水中冷却，将羊肉切成1厘米大小的肉丁放入碗中，加盐和料酒腌制片刻后，塞入鳖的肚膛。将鳖放入大碗中，加姜、葱段、冰糖，再兑入清水淹没至鳖背，上蒸屉蒸3小时后出笼，拣出葱段、姜，鳖背上堆叠熟火腿片，撒葱花即可。

羊头脍

羊头脍载自《饮膳正要》。具有祛风眩，补虚羸的功效。适

 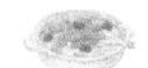

用于虚风内动之眩晕、形体瘦弱、手足无力等。

【材料与做法】白羊头1个，盐、生姜、葱、味精、绍兴酒各适量。做法是先将羊头洗净，上蒸屉蒸熟。取蒸熟的羊肉切细放入铝锅内，加入生姜、葱、盐、味精、料酒，烧沸即成。

4. 煲汤类

羊肉汤

羊肉汤在诸多中医经典名著中均有记载，如《备急千金要方》《妇人大全良方》《洪氏集验方》《三因极一病证方论》《退思集类方歌注》《冯氏锦囊秘录》《医学心悟》等。功效和做法大同小异。总体而言，羊肉汤具有温中补虚、散寒止痛等功效。对产后虚羸、腹中虚冷疼痛、汗下太过等均有良好的治疗作用。以《备急千金要方》中的羊肉汤为例。

【材料与做法】肥羊肉二斤（1 000克），茯苓、黄芪、干姜各三两（150克），甘草、独活、桂心、人参各二两（100克），麦门冬七合（1 260克），生地黄五两（250克），大枣十二枚。原文做法是“上㕮咀。以水二斗，煮肉取一斗，去肉纳药煮，取三升半，去滓，分四服，日三夜一”。即将上述药材洗净，捣碎备用，锅内加入4 000毫升水，加入羊肉煮至汤液浓缩后，捞出羊肉，下入中药继续煎煮至药汁浓缩到3 500毫升左右时即可。服药时去除药渣，药汁分4次服用，白天3次，夜间1次。

当归生姜羊肉汤

当归生姜羊肉汤在诸多中医经典名著中亦有记载，如《备急千金要方》《医方集成》《本草纲目》等。具有补益中脏，祛寒止痛的功效。主治寒疝腹痛、胁痛里急、产后腹中虚痛、腹中寒疝、虚劳不足等。以《备急千金要方》中的当归生姜羊肉汤为例。

【材料与做法】当归三两（150 克），生姜五两（250 克），羊肉一斤（500 克）。原文做法是“以水八升，煮取三升，温服七合，日三服”。即将上述原材料洗净后放入锅内，加水 8 升，煮至汤液浓缩至 3 升左右即可。服药时加热服用，每天 3 次，每次服用 140 毫升。

白羊心汤

白羊心汤出自《太平圣惠方》，具有调养心神，安神定志的功效。可用于治疗产后内虚，风邪所攻，心神惊悸，志意不定等。

【材料与做法】白羊心一枚，熟干地黄三分（1 克），防风、牡蛎、人参、远志、独活、白芍、黄芪、茯苓、甘草各半两（约 25 克）。原文做法是“上为散。每服三钱，以羊心汁一中盏，煎至六分，去滓温服，日三次，不拘时候”。即先将白羊心洗净，切细，加 3 000 毫升清水煮羊心，待汤汁浓缩至 1 500 毫升左右时，捞出羊心，留取汤汁备用；将上述药物做适当处理（防风去头，牡蛎捣碎后炒至表面微黄，远志去心，黄芪磨细，甘草炒至微焦时研细）后研磨成细粉；服药之前，取中药细粉 15 克加入半碗羊心汤中加热至六成，去药渣趁热服用即可。

羊骨汤

羊骨汤出自《备急千金要方》。具有健脾益气，强筋健骨的功效。用于治疗失精多眠，目痛昏花，神疲多睡，视力减退。

【材料与做法】羊骨（一具），饴糖半斤（250 克），生地黄、白术各三斤（1 500 克），大枣二十枚，桑白皮、厚朴各一两

 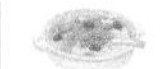

（50克），阿胶一斤（500克）。做法是用水5升，煮羊骨，取3升汁，去羊骨；以汤煮药，取800毫升；汤成下阿胶、饴糖使其烊化。晨起、午后各服200毫升。

羊肾汤

羊肾汤出自《妇人大全良方》。具有温肾壮阳，补虚强身的功效。用于治疗产后虚弱，短气乏力。

【材料与做法】羊肾（一对，去脂膜），麦门冬、羚羊角（屑）、北五味子、茯神、桂心、续断、黄芪、川芎、当归各半两（25克），人参、炮附子、干姜各三分（1克），熟地黄一两（50克）。做法是先煮羊肾，取汤汁，去羊肾；汤汁内加入药物，花椒数粒、姜、枣同煮，服用时去药渣，空腹服用即可。

5. 丸散类

羊肉丸

羊肉丸载于《太平惠民和剂局方》。具有温中补肾，益气补虚的功效。用于治疗真阳耗竭，元气衰微，面色黧黑等。

【材料与做法】炒川楝子、炒续断（去丝）、茯苓、茴香、炒补骨脂、炮附子（去皮，脐）、胡芦巴（微炒）各三两（150克）。做法是将所有药材制备好后研为末，选取精羊肉四两（200克）用酒煮后捞出剁碎，加面粉和成丸状（直径0.5～0.7厘米），再将羊肉丸煮熟。用盐汤或温酒空腹服用三五十丸即可。

羊乳丸

羊乳丸载于《三因极一病证方论》。具有温润补虚，和胃解毒的功效。用于治岭南山瘴风热毒（瘴疟、恶性疟疾）。

【材料与做法】黄连（不拘多少，研为末）、生瓜蒌根汁、生地黄汁、羊乳。做法是将上述药物及药汁和匀制成直径约 0.5 厘米的药丸，服用时用米汤服下，每次 30 ～ 50 丸。还有一种服用方法是和小麦粥同饮。

养肝丸

养肝丸载自《严氏济生方》。具有补养肝血、镇肝明目的功效。可用于白内障，云翳遮睛，青盲等病症的调治。

【材料与做法】羯羊肝（一具，新瓦盆中爆干更焙之，肝若大只用一半），甘菊花、柏子仁、羌活、细辛、肉桂、白术、五味子各半两（25 克），黄连（1 克）。做法是将羊肝焙干后研末，其余药材均研细末，加蜂蜜和匀制成直径约 0.5 厘米的药丸，空腹温水服用 30 ～ 40 丸即可。

羊肉补真丸

羊肉补真丸载自《普济方》。具有填补精血，益气固本的功效。用于治疗营卫气涩，精神昏困，不思饮食。

【材料与做法】精羊肉（熏干者）300 克，当归、白术、神曲各 60 克，丁香、茴香、肉豆蔻、砂仁、干姜、肉桂各 30 克，糯米（炒黄）250 克。做法是将上述药材研为细末，再加入羊肉末混匀，与糯米同蒸，制成大小约 0.5 厘米的饭丸，服用不拘时候，用米汤送服，每次 50 丸。

固精种子羊肾丸

固精种子羊肾丸载自《年氏集验良方》。具有固精种子的功效。适用于肾精亏虚所致的不育，症见腰酸、神疲乏力、健忘、头晕、性功能减退等症。

【材料与做法】枸杞子（人乳浸1夜，晒干）二两（100克），白莲蕊[1]二两（100克），生地黄（酒浸透，捣如泥）四两（200克），芡实（蒸熟）四两（200克），何首乌（黑豆汁浸蒸9次，晒干）四两（200克），羊肾十对（淡盐水腌1宿）。做法是将上述药物制备好后研为细末备用，将羊肾用酒3～4碗煮烂再捣成泥，将所有食材及药物捣匀制成黄豆大小的药丸，如果和丸较困难可以加入少量的蜂蜜或白蜜。服用时用淡盐水送服，每次1克。

羊肺散

羊肺散出自《三因极一病证方论》。具有补肺益气的功效。用于治疗肺气虚，鼻生息肉，不闻香臭。

【材料与做法】羊肺一具，白术四两（200克），肉苁蓉、木通、干姜、川芎各二两（100克）。做法是将上述原药材研为细末，以水调和，稀稠适中，灌入羊肺中再煮熟，焙干细研为末，饭后温水冲服适量即可。

羊肝散

羊肝散出自《仁术便览》。具有清肝明目的功效。用于治疗眼疾。

【材料与做法】青葙子一钱（5克），菊花一钱半（7.5克），黄连二钱（10克），黄芩一钱半（7.5克），苍术三钱（15克），白术二钱（10克），栀子二钱（10克），羌活一钱半（7.5克），蝉蜕一钱半（7.5克）。做法是将羊肝切开去筋膜，掺入药末在羊肝中，用布包裹羊肝，放在米泔水中煮熟即可。

1 莲蕊为睡莲科植物莲的雄蕊。夏季花盛开时，采取雄蕊，阴干。

6. 烧烤类

炙羊腰

炙羊腰载自《饮膳正要》。具有补肾气，止腰痛的功效。用于治疗腰眼（即腰部，在第 4 腰椎棘突下，旁开约 3.5 寸的凹陷中）疼痛。

【材料与做法】羊腰一对，咱夫兰一钱（藏红花汁约 5 克）。做法是用玫瑰水一勺加少许盐腌制羊腰，然后用签子串好羊腰烤制，烤的过程中在羊腰上慢慢涂上藏红花汁，待汁干即可食用。

柳蒸羊

柳蒸羊出自《饮膳正要》。具有益气健脾，强筋健骨的功效。适用于脾胃虚寒、消化不良、虚劳羸瘦、乏力倦怠及腰膝酸软等症的调治。

【材料与做法】羊、柳枝。原文做法是“羊一口带毛。右件，于地上作炉三尺深，周回以石，烧令通赤，用铁芭盛羊，上用柳子盖覆，土封，以熟为度”。即羊 1 只，拾掇干净，但要带毛。要蒸这只羊，就需在地上挖坑作炉，三尺深（约 1 米），周围用石块垒砌，在地炉中烧火使石块全都烧红。用铁篦子盛羊，放入地炉之中，炉口上用柳条、柳叶盖覆（可能还需其他支撑物），再用土密封严实（今天称作焖炉烤）。以将地炉中的羊焖烤成熟为限度。

7. 煎炒类

带花羊头

带花羊头出自《饮膳正要》。具有温补五脏，益气补虚的功

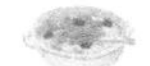

效。适用于治疗虚劳羸瘦、产后虚冷、腰痛等症。

【材料与做法】羊头1只，羊腰5个，羊肚、羊肺各1具，鸡蛋5个，萝卜300克，葱、盐、味精、醋、生姜各适量。做法是将羊头除去毛桩，洗净；羊腰、羊肚、羊肺洗净；生姜洗净，拍破。然后将以上材料一起放入铝锅内，加水适量，用大火煮熟，捞起羊头、羊腰、羊肚、羊肺，切成2厘米大小的方块，再放入铝锅中。将鸡蛋打入羊肉锅中，烧开煮熟；再放入盐、味精、胡椒粉、醋即成。

攒羊头

攒羊头出自《饮膳正要》。具有温补脾胃、益气补虚的功效。适用于脾胃虚寒、食欲不振、气血不足、久病体虚等症的调治。

【材料与做法】羊头五个（煮熟），姜末四两（200克），胡椒一两（50克）。做法是羊头5个，去毛，洗净，煮熟后剔取羊头肉，切小块备用；另起炒锅，烧热底油，下入姜末、胡椒、葱花爆香后，下羊头肉煸炒，再放入适量的肉汤，加盐、醋调味，大火炒至汤快干时出锅装盘即可。

细乞思哥

细乞思哥[1]载自《饮膳正要》，为元代宫廷菜。具有温补肝肾，强壮筋骨的功效。适用于治疗腰眼疼痛。

【材料与做法】羊腿肉（煮熟，切细），萝卜二个（煮熟，切细），羊尾一根（煮熟，切小段），哈夫儿二钱（推测为蒙古语，目前已无法考证）。做法是将羊腿肉、萝卜及羊尾均煮熟切

1 细乞思哥蒙古语意为肉丝或肉糜。

细丝，加哈夫儿二钱（10 克），一起下锅用肉汤翻炒，起锅前加葱末调味即成。

8. 卤煮凉拌类

白切羊肉

白切羊肉出自《本草纲目》引《医食心境》，具有补虚养血，温中暖下的功效。对虚弱羸瘦，营养不良者十分有益。

【材料与做法】羊肉 1 000 克，白萝卜 100 克，料酒 20 克，生姜 20 克，葱 20 克，陈皮 10 克，细姜丝，青蒜丝甜面酱，辣椒酱共 100 克。原文做法是“以白羊肉半斤，切片，以蒜薤食之，三日一度，甚妙”。即将羊肉切块，洗净，冷水浸泡 2 ～ 4 个小时后，捞出控干水分；将洗净的羊肉和萝卜一起放入锅中，加清水，大火烧开，焯水后捞出羊肉备用；锅内另换新水，放回羊肉，下入葱段、生姜（拍松）、陈皮等调料，用大火烧开，去除浮沫，加入料酒，改为中火烧至肉质变酥，用筷子能戳动时即熟，将肉捞出，摊于平盘中，蘸卤汁食用即可。

9. 面食糕点类

茄子馒头[1]

茄子馒头载自《饮膳正要》。具有补益健脾，开胃健脾的功效。适用于脾胃虚寒、食欲不振、消化不良等症。

【材料与做法】羊肉、羊脂、羊尾子、葱、陈皮等适量。做法是上述食材切细；嫩茄子去瓤；同肉作馅，填入茄子内蒸。下蒜泥、香菜末，食之。

1 元代的肉包子亦叫“馒头”，“茄子馒头”也是“茄子包肉”或“茄子夹肉”的意思。

剪花馒头

剪花馒头亦载自《饮膳正要》。具有补虚健胃、行气化滞的功效。对于脾胃虚弱、消化不良等症状有一定的缓解作用。

【材料与做法】羊肉、羊脂、羊尾子、葱、陈皮等适量。做法与茄子馒头类似，不过是将羊肉、羊脂、羊尾子、葱、陈皮切细，纳入佐料及盐、酱拌馅包馒头，包好后用剪子剪出多种花样，上锅蒸，用胭脂染花即可。

荷莲兜子

荷莲兜子载自《饮膳正要》。具有补益脾胃，行气导滞的功效。适用于脾胃虚寒所致胃脘冷痛、泄泻和腹胀等症的调治。

【材料与做法】羊肉（三脚子，切）、羊尾子（二个，切）、鸡头仁八两（即芡实，400 克）、松黄八两（400 克）、巴旦仁四两（200 克）、蘑菇八两（400 克）、杏泥一斤（500 克）、胡桃仁八两（400 克）、开心果四两（200 克）、胭脂一两（50 克）、栀子四钱（20 克）、小油二斤（菜油，1 000 克）、生姜八两（400 克）、豆粉四斤（豌豆粉，2 000 克）、山药三斤（1 500 克）、鸡子（鸡蛋）三十个、羊肚和羊肺各二具、羊小肠一具、葱四两（200 克）、醋半瓶、芫荽叶。做法是上件，用盐、酱、五味调和匀，豆粉作皮，入盏内蒸，用松黄汁浇食。

羊肉索饼方

羊肉索饼方载自《食医心鉴》。具有开胃健脾，消满散结之功效。用于治疗“五噎[1]，胸膈痞塞，饮食不下，瘦弱无力”。

【材料与做法】羊肉切细，入盐、酱、椒适量炒熟。陈皮

1 噎，即食管梗阻。

末、生姜汁、面粉拌匀，加水适量，擀成面条。锅中加水煮开，入面条、肉末即可。

10. 药酒类

双羊肾

双羊肾载自《毓麟验方》。具有种子延年之功效。可用于肾虚精亏所致的不孕不育及须发早白等症。

【材料与做法】生羊肾（一具）、沙苑蒺藜四两（即沙苑子200克，隔纸微炒）、淫羊藿四两（200克，去边毛）、穿山甲四两（200克）、桂圆肉四两（200克）、薏苡仁四两（200克）。做法是用滴花烧酒[1]二十斤（10 000克），浸泡3～7天，随量时时饮之。即用烧酒浸泡上述药材即可。

羊羔酒

羊羔酒载自《本草纲目》。具有健脾胃，益腰肾，大补元气的功效。主治病后虚弱，脾胃虚寒，不思饮食，腹胀便溏，腰膝酸软。

【材料与做法】嫩肥羊肉1 500克，杏仁200克，木香15克，酒曲200克，糯米5 000克。做法是首先将糯米浸蒸，肥羊肉、杏仁（去皮）同煮烂；连汁拌米，加入木香与酒曲一起酿造，勿犯水（不接触生水），酿10日后，压去糟渣，收贮备用。

羊胫骨酒

羊胫骨酒载自《肘后备急方》。具有补肝肾，强筋骨的功效。治疗筋骨挛痛。

---

1 烧酒即白酒。

【材料与做法】羊胫骨和酒。做法是将羊胫骨用酒浸泡即可，随量饮之。

脂酒红枣

脂酒红枣载自《备急千金要方》。具有健脾补虚，气血双补的功效。适用于久病体虚、脾虚气弱、食欲不振、食后胃痛、慢性腹泻等症的调治。

【材料与做法】将红枣250克放入锅中，加水煮软后，加入羊脂（羊油）25克，糯米酒（或黄酒、绍兴酒、米酒）250毫升，煮沸后，待其自然冷却。将红枣和酒液倒入玻璃瓶（或瓷罐）内，密闭贮存7天即成。装盘时，在红枣的前端放入红樱桃、红瓜片装饰。每次食用红枣3～5枚，每天2次。

11. 其他

千里脯

千里脯出自《遵生八笺》。具有润肺，滋阴，生津的功效。适用于肺阴虚所致的干咳少痰、咽干咽痒等症。

【材料与做法】精羊肉（即瘦羊肉）一斤（500克），浓酒二盏（约200毫升），淡醋一盏（约100毫升），盐四钱（20克），麦冬三钱（15克），茴香、花椒末各一钱（5克）。上物腌一宿，文武火煮熟，令汁干，妙绝，可安一月（即可放1个月）。即将上述食材腌制过夜后再煎干即可。

有诗曰“白盐四钱同搅拌，淹（腌）过一宿慢火熬。酒尽醋干穿晒却，味甘休道孔闻韶。”诗中引用了《论语·述而》中“子在齐闻《韶》，三月不知肉味”的典故。这诗是说肉干煮好之后拿绳子穿起来，放到太阳下面晒，晒好之后的千里脯，味道甘美，使孔子闻韶乐而仍知肉味。

以上仅介绍了各类烹饪方法中比较有代表性的羊肉食谱，古代还有众多羊肉美谱，但由于篇幅限制未做介绍，如有感兴趣的朋友可以查阅《食珍录》《食经》《食疗本草》《饮膳正要》《易牙遗意》《随园食单》《调鼎集》等食疗著作。

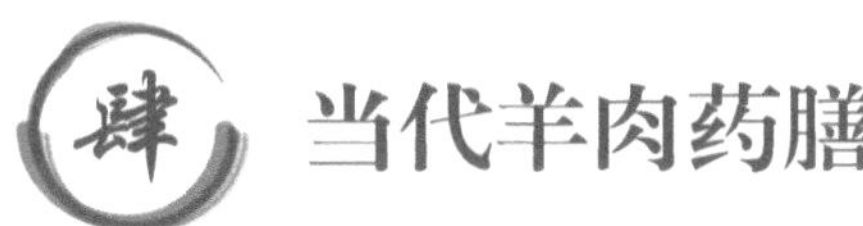

肆 当代羊肉药膳

浅浅地回顾了部分古代羊肉食疗方，不得不说咱们古代人真会食用羊肉，蒸、炸、炖、煮、卤、烤、焖，可谓样样齐全。部分食膳制作方式还特别复杂，真是食不厌精、脍不厌细。今天，羊肉已从达官贵人的餐桌“飞入寻常百姓家”，成为我们平民都可以消费得起的肉食。那么，在当代厨房，如何用羊肉做出一席色香味俱全，还具有养生保健的食疗药膳呢？本章将会罗列以羊肉为主食或辅食的药膳及食膳谱，供大家烹饪时参考。

当代羊肉药膳

本节主要罗列了以羊肉为主的部分食疗药膳，包括药膳的制作材料、制作过程及功效主治。不过，读者需要注意的是，在疾病治疗时，应根据患者的具体情况，辨证采用相应的药膳进行治疗。此外，药膳的治疗作用一般是一定范围内的治疗功效或辅助治疗，如遇急性疾患或严重疾病，还是应该去医院及时治疗。

1. 滋补羊肉汤

羊肉萝卜汤

【材料与做法】① 羊肉500克洗净，切块备用；草果5克、豌豆100克洗净；生姜1块洗净，拍碎；白萝卜200克去皮洗净，切滚刀块。② 将羊肉块、草果、豌豆一起放入炖锅内，加水适量，大火煮开后改小火煮1小时，然后放入萝卜块煮熟即成，食用时撒香菜、胡椒粉、盐、醋调味即可。

【功效】温胃消食。

滋补清润羊肉萝卜汤

【材料与做法】① 羊腿肉300克切块洗净后入热水锅中焯水10分钟后捞起，沥干水分备用；白萝卜200克去皮洗净，切块备用。② 锅中注入足量的冷水，加入焯好的羊肉块和白萝卜块，再依次加入洗净的当归30克、黄芪20克、蜜枣10枚、桂圆干（去核）20克，大火煮开后改小火炖煮40分钟，出锅前根据个人口味加适量盐即可。

【功效】温胃散寒。

茴香黄羊汤

【材料与做法】① 先将黄羊肉500克洗净，切小块；生姜1块去皮洗净，切片备用。② 将黄羊肉和姜片一起放入砂锅中，再加适量小茴香、桂皮和盐，加足量清水，大火煮开后改小火炖煮50分钟至肉熟即可。

【功效】补中益气，散寒止痛。

血糯米羊肉汤

【材料与做法】① 羊肉500克洗净，焯水后切块；血糯米

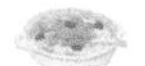

100 克洗净，备用；红枣 8 枚去核洗净。② 所有材料一起放入砂锅中，加水适量，大火煮开后改小火煲 1.5 小时即可。

【功效】补肾暖身，益气血。

黄芪羊肉汤

【材料与做法】① 将羊肉 250 克洗净，切片；黄芪 15 克；山药 100 克去皮洗净，切段。② 将上 3 味一起放入砂锅内，加水和适量黄酒同炖至肉熟，起锅前加适量面糊勾芡，食用时撒上腌咸的韭菜花即可。

【功效】益气健胃，滋阴补虚。

胡椒羊肉汤

【材料与做法】① 羊肉 500 克洗净，切块；生姜 1 块去皮洗净，切片。② 将羊肉和生姜一起入砂锅内，加 10 克胡椒，再加水适量，大火煮开后去除浮沫，再改小火炖至肉熟烂，加盐调味即可。

【功效】益气补虚，暖肾散寒。

姜丝桂枝羊肉汤

【材料与做法】① 将川芎 15 克、桂枝 10 克洗净后加水 1 000 毫升，熬煮 10 分钟后，滤出汤汁备用。② 取适量青菜择洗干净后与羊肉卷 250 克一起烫熟后备用。③ 将“做法①”的药汁再次煮开后加入米酒、盐、鸡精等调味品，装入盛有羊肉卷的碗中，放入姜丝与烫熟的青菜即可。

【功效】温胃散寒止呕，补益气血。

枸杞萝卜羊肉汤

【材料与做法】① 胡萝卜 300 克洗净，去皮，切块；羊肉

500克去筋膜，洗净，入沸水中焯后去除血水，捞出冷却后切块；生姜1块洗净，切片。② 将胡萝卜块、羊肉块、生姜片同入砂锅，加水适量炖煮，先以大火煮开，再用小火炖煮至羊肉熟烂后，加洗净的枸杞子15克和适量盐、葱、味精、花椒等调料即成。

【功效】强身健体，补肾壮阳。

番茄胡萝卜羊肉汤

【材料与做法】① 将洗净的羊肉500克整块放入锅中，加水煮至五成熟捞出，肉切成丁，羊肉汤留存备用。② 番茄100克去籽；马铃薯250克削皮；与胡萝卜50克、洋葱50克一起切丁，大白菜150克切成片状备用。③ 起锅烧油，放入适量番茄酱翻炒，再加入少许洋葱末和一小勺羊肉汤做成番茄酱汁。④ 煮开留存的羊肉汤，投入羊肉和全部食材，并加盐、番茄酱汁，待全部食材煮熟后，再加入适量胡椒粉、香菜末即可。

【功效】增进食欲，补虚强身，美容养颜。

柴胡枸杞羊肉汤

【材料与做法】① 柴胡9克洗净，放进煮锅中加水适量煎煮约45分钟，去渣留汁；油菜200克洗净，切段备用。② 枸杞子10克冲洗干净，放入汤中煮软，下羊肉片200克，再加油菜，待肉片熟，加盐调味即可。

【功效】疏肝解郁，补肾壮阳，养肝明目。

十全大补羊肉汤

【材料与做法】① 取十全大补汤的十味药材（当归10克，熟地黄10克，川芎10克，白芍10克，党参10克，茯苓10

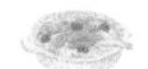

克，白术10克，炙甘草10克，黄芪10克，肉桂5克）冲洗干净后，加水适量和米酒200毫升熬制1.5小时左右，去渣留汁，制成药膳汤头备用。② 羊肉1 500克洗净，切块，焯水去除膻味。③ 锅内倒入适量芝麻油，油热后下适量姜片，小火煸香，再放入焯水后的羊肉块拌炒10分钟左右，倒入一瓶米酒（约500毫升）煮羊肉约10分钟。④ 倒入药膳汤头，加适量龙眼干、枸杞子和红枣继续炖煮1～1.5小时即可。

【功效】补益气血，温中补虚，增强免疫力。

酒煮羊肉

【材料与做法】① 羊腿肉1 200克剔骨，切大块；洋葱500克去皮洗净，切片。② 锅内倒入清水，放入骨头及羊肉，先煮开再煮约10分钟后捞出洗净，沥干水分。③ 砂锅置火上，放羊骨头垫底，铺一层洋葱，放上羊肉，加适量盐、花椒、啤酒2瓶（约1 000毫升），再加水适量，大火煮开后改小火炖煮约1小时至羊肉熟透即可。

【功效】暖中补虚，滋阴补肾，生津益气。

羊肉墨鱼汤

【材料与做法】① 羊肉500克洗净，切块，焯水去除膻味。② 墨鱼250克洗净，取出墨鱼骨，略打碎。③ 当归30克、山药60克、姜5片、红枣5枚（去核）洗净，同羊肉、墨鱼、墨鱼骨一起放入锅内，加清水适量，大火煮开后改小火煲2小时即可。

【功效】补血养肝，温经止带。

羊肉甲鱼汤

【材料与做法】① 羊肉250克洗净，切小块；甲鱼1只洗净，去皮，剔去骨刺，切块。② 将羊肉和甲鱼一起放入砂锅中，加入适量草果、葱、姜、盐和清水，小火炖至羊肉烂熟，加少许味精，食肉饮汤即可。

【功效】益气补虚。

羊肉鲫鱼汤

【材料与做法】① 羊肉 500 克洗净，切小块，冷水下锅焯水，放入适量的葱、姜、料酒，水煮开后再煮 3 分钟后捞出，沥干水分。② 鲫鱼 1 条去鳞、去内脏、去鳃，洗净备用，适量大葱、生姜洗净后切丝。③ 净锅置于大火上，放适量植物油，待油烧至五成热时放入鲫鱼略煎，再加入生姜丝、葱花炝锅，加入适量的醋，待醋散发出香味时，加入沸水煮 30 分钟。④ 把鲫鱼捞出，放入羊肉用小火炖 1 小时左右，再加入适量味精、胡椒粉、盐调味。起锅前依据口味撒上香菜即可。

【功效】益气补虚，温中暖下，补肾壮阳，生肌，抵御风寒。

猪蹄羊肉汤

【材料与做法】① 猪蹄 1 只冲洗，刮净残毛，剁成小块。② 羊肉 250 克切小块，与猪蹄放入沸水锅中焯后捞出。③ 锅内入水适量，置火上，放入适量葱段、姜片、料酒，水煮开后去除浮沫，放入盐、味精，炖至肉软烂，起锅时依据口味撒香菜即成。

【功效】补益气血，行气通乳。

羊肉炖当归

【材料与做法】① 当归、熟地黄、干姜各 10 克洗净，用水煎 2 次，弃去药渣，并将两次煎煮的药汁混合在一起。② 汁内加放入羊肉 500 克（洗净，切块），黄酒 2 匙，生抽、盐少许，

 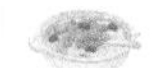

小火煨 2 ～ 3 小时，至羊肉熟烂即可。

【功效】益气补虚，温中暖下。

当归地黄羊肉汤

【材料与做法】① 将羊肉 250 克洗净，切块；生地黄、当归各 30 克，洗净后微浸泡。② 将上述食材同放入锅中，加水适量，置火上，大火煮开后改小火炖至肉熟，加盐调味即可。

【功效】清热凉血，止血摄血。

山药滋补羊肉汤

【材料与做法】① 羊肉 500 克洗净，切寸块，用沸水焯后捞出沥干；姜 15 克洗净，切片；适量葱洗净，切段；山药 150 克洗净，切块。② 另起一锅，依次把羊肉、姜片、葱结、山药及适量白胡椒、料酒倒入锅中，然后再倒入适量高汤。③ 先用大火将汤煮开，之后改小火再煮 60 分钟至肉熟烂，出锅时加入少许盐、味精、胡椒粉调味即可。

【功效】温阳益气滋阴，健脾益肺补肾。

陈集山药羊肉汤

【材料与做法】① 山药 500 克洗净，削去外皮后切段；羊肉 500 克洗净，切片。② 取适量生姜、葱、蒜洗净，去皮；生姜切片，葱切段，小蒜瓣不用处理，较大蒜瓣切成两瓣。③ 将生姜和羊肉放入沸水中焯后去除血沫，捞出备用。④ 将山药和焯水后的羊肉片一起放入锅中，注入清水适量，加适量生姜、葱、胡椒、枸杞子、料酒、盐，先用大火煮开去除浮沫后改小火炖至熟烂即可。

【功效】益肺止咳，温胃散寒。

香菇山药羊肉汤

【材料与做法】① 羊肉 750 克放凉水里浸泡 1 个小时，中间换 2 ～ 3 次水，泡好的羊肉用刀切小块；干香菇 12 朵用温水泡发后洗净，切小朵；适量生姜切片，大葱切段；胡萝卜 150 克切滚刀块；山药 300 克去皮后切段。② 砂锅内放入适量凉水和切好的羊肉，煮开后再煮 5 分钟。③ 电压力锅内烧热水，将砂锅中的羊肉捞出，放入电压力锅的沸水中，并放入适量姜片、葱段、草果、花椒粒、干辣椒和料酒，以及切好的山药、香菇和胡萝卜，煮 30 分钟。④ 待电压力锅排气后揭开锅盖，捞出羊肉，锅中汤内放入泡好的枸杞子，适量盐、胡椒粉，并将捞出的羊肉切小块后再放回锅中焖煮片刻即可。

【功效】补脾胃，益肺肾，增强免疫力。

羊肉虾米汤

【材料与做法】① 羊肉 50 克洗净放入锅中，煮开后捞出沥水备用。② 另起一锅，将羊肉切薄片，与虾米 25 克一起放入锅内，加清水和适量的生姜、大葱、盐和胡椒粉，先用大火煮开，再用小火煨炖 30 分钟左右，以羊肉熟烂为度。

【功效】补肾壮阳。

当归山药羊肉汤

【材料与做法】① 山药 150 克去皮后切滚刀块；羊肉 500 克洗净，切小块，焯水后洗净备用。② 起一净锅，烧水，待水煮开后加入羊肉，再以大火煮开，去除浮沫，加入洗净的当归 15 克、姜片 45 克，改小火煲 2 小时。③ 放入切好的山药块，再用小火煲 45 分钟，起锅前撒适量盐、白胡椒调味即可。

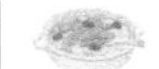

【功效】温阳除寒，补气养血，固肾益精。

肉桂羊肉汤

【材料与做法】① 肉桂3克洗净润透，姜3克洗净切片，两者放入炒锅，倒少许油炒香。② 羊肉400克洗净，切片，放入锅中氽水[1]后捞出沥干。③ 将氽水后的羊肉，炒香后的肉桂、姜一起放入电饭煲中，加水适量煲汤，起锅前加盐、胡椒粉调味即可。

【功效】温补肾中真阳。需要注意的是，此食谱补阳之力宏，阴虚倾向之人应慎用，以免上火。

川芎肉桂羊肉汤

【材料与做法】① 羊肉100克洗净，切块；川芎20克、肉桂10克、丹参10克均洗净备用。② 将全部食材一起放入锅内，加清水适量，待大火煮开后改小火煮1～2小时，起锅前加盐调味即可。

【功效】活血行气，通脉止痛。

熟地黄羊肉汤

【材料与做法】① 羊肉150克洗净，切块；熟地黄15克，黄芪、当归、龙眼肉各10克洗净备用。② 将全部食材一起放入锅内，待大火煮开半小时后改小火煮约2小时，起锅前加盐调味即可。

【功效】补血益气。

---

1 氽水：又称灼水或拖水，是烹调前把材料进行加热处理的烹调技巧。
氽水与焯水的区别：焯水是准备工序，是为了清洗食材和让食材断生，之后再使用其他的烹饪方法。焯水可以调整几种不同原料的成熟时间，缩短正式烹调时间；氽水是一种烹调方法，把食物放到沸水里稍微一煮，取出以备进一步烹调或调味。

补骨脂枸杞炖羊肉

【材料与做法】① 羊肉 150 克洗净，切块；补骨脂、枸杞子、熟地黄各 10 克洗净，泡软。② 把全部食材一起放入砂锅中，加清水适量，待大火煮开后改小火煮 1 ～ 2 小时，起锅前加盐调味即可。

【功效】补肾益精。

枸杞炖羊肉

【材料与做法】① 羊腿肉 500 克整块入沸水锅内煮透，放在冷水中洗净血沫，切小块。② 起锅，放适量油烧热，下羊肉块与姜片煸炒，烹入适量料酒后再煸炒，炒透后将羊肉同姜片一起倒入大砂锅内，放入枸杞子、盐、葱段，待大火煮开后去除浮沫，改小火盖锅盖炖至羊肉烂即可。

【功效】补肾养血。

参须枸杞炖羊肉

【材料与做法】① 参须 15 克、枸杞子 20 克洗净，泡水 5 分钟。② 起一净锅，锅热后将 500 克羊肉放入锅中干煸，加少许姜片干煸 3 分钟，使羊肉中的血水渗出，然后加入热水汆烫，待羊肉煮熟后捞起切小块。③ 将切好的羊肉和参须、枸杞子、姜、料酒一起放入锅中，加适量沸水，用小火焖煮 20 分钟，煮到羊肉熟烂。④ 再将羊肉等食材移入炖盅，放入蒸屉或锅中，以中小火炖煮 2 小时，起锅前加盐调味即可。

【功效】补肾温中，益精明目。

桂枝核桃羊肉汤

【材料与做法】① 羊肉 250 克洗净，切块，焯水后备用；桂

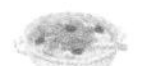

枝、核桃、杏仁各 15 克洗净。② 把全部食材一起放入锅内，加清水适量，待大火煮开后改小火继续煮 1 ～ 2 小时，起锅前加盐调味即可。

【功效】温肾润肠通便。

芪参术核桃羊肉汤

【材料与做法】① 羊肉 100 克切块，焯水后捞出；黄芪 30 克、党参 30 克、白术 15 克洗去浮尘，加水适量浸泡后煎煮取滤液。② 起锅烧油，油热后下生姜煸炒，再放入羊肉块爆炒至肉变色后，加适量米酒，盖锅盖焖 5 分钟后，加入中药液及去皮核桃肉 30 克，以中火煮至肉熟烂，加盐调味即可。

【功效】补中益气，温肾健脾。

党参黄酒羊肉汤

【材料与做法】① 羊瘦肉 250 克洗净，切片；党参 10 克洗净，加水浸透泡软后切片；洋葱 50 克去皮洗净，切片；姜 3 克去皮洗净，切片。② 热锅加适量猪油，油沸后放入清水适量，待大火煮开，加羊肉片、党参片、洋葱、姜、黄酒，共煮至肉烂。③ 起锅前加少许盐、味精调味即可。

【功效】益气养血，健壮体质。

郁金益母草羊肉汤

【材料与做法】① 羊肉 150 克洗净，切块，焯水后备用。② 郁金、益母草、马鞭草各 15 克，浸泡后加水适量煎煮取药汁。③ 将羊肉放入锅内，加药汁和蜜枣 5 枚，小火煮 1.5 ～ 2 小时，起锅前加盐调味即可。

【功效】疏肝解郁，化瘀止痛。

黄芪鹿茸羊肉汤

【材料与做法】① 选取新鲜的嫩山羊肉 150 克，割净脂肪，洗净，切块；将黄芪 20 克、升麻 6 克、巴戟天 10 克洗净和鹿茸 5 克一起装入药袋内。② 起一净锅，先下油少许，放入生姜，下羊肉爆炒后倒入煲内，放入药袋，再加清水适量，待大火煮开后改小火煮 2 小时，捞出药袋，下入洗净的枸杞子 10 克继续焖煮 15 分钟，起锅前加盐调味即可。

【功效】温阳补肾，益气固脱。

柴胡红花羊肉汤

【材料与做法】① 羊肉 150 克去油脂，洗净，切块，焯水后备用。② 将柴胡 10 克、红花 6 克、益母草 15 克、马鞭草 15 克冲洗后浸泡约 20 分钟，加适量清水煮取药汁。③ 起一净锅，下焯水后的羊肉，放入药汁，加 6 ～ 10 枚红枣共煮，待大火煮开后改小火继续炖煮 2 小时左右，起锅前加入适量盐调味即可。

【功效】疏肝解郁，活血化瘀止痛。

肥羊肉汤

【材料与做法】① 肥羊肉 200 克洗净，切小块，开水浸泡 1 小时，去除浮沫。② 处理完成的肥羊肉置炖锅中，加清水适量，放适量黄酒、葱、姜，大火煮开 3 分钟后改小火煮 30 分钟，起锅前加盐、味精调味即可。

【功效】补中益气。

核桃炖羊肉

【材料与做法】① 羊肉 100 克洗净，切块，焯水后去除血水；麦冬 15 克洗净后煎煮取滤液；枸杞子 10 克入沸水焯后捞

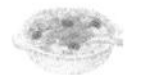

出沥干备用。② 将麦冬滤液、羊肉、去皮核桃仁 15 克移入炖罐中，加适量生姜、米酒，用小火炖熟至肉熟，加盐调味，撒上枸杞子继续炖煮 10 分钟即可。

【功效】补益脾肾。

羊肉炖五子

【材料与做法】① 羊肉 250 克洗净，切块，入沸水中焯后捞出；菟丝子 9 克、五味子 6 克、覆盆子 9 克煎煮取滤液，冷却后用于浸泡芡实（30 克）；枸杞子 6 克用沸水焯数分钟后捞出备用。② 热锅烧油，油热后下蒜瓣、生姜片煸炒，再下羊肉、米酒翻炒，盖锅盖稍焖，加入芡实连同浸泡液，以大火煮开。③ 将食材移入炖罐内，开小火炖熟，加适量葱花、米酒、盐等调料调味，撒入经沸水焯后的枸杞子继续炖煮 10 分钟即可。

【功效】补益肾气。

牛膝羊肉汤

【材料与做法】① 将羊肉 300 克去油脂，洗净，切块，焯水后备用；牛膝 12 克洗净后稍浸泡，装入纱布药袋内；枸杞子 12 克入沸水焯数分钟后捞出备用。② 将焯水后的羊肉及纱布药袋一起加入砂锅，加适量清水、料酒，待大火煮开后改小火继续煮 2 ~ 3 小时至羊肉熟烂，捞出纱布药袋，加入焯水后的枸杞子继续炖煮 10 分钟左右，起锅前加少许盐调味即可。

【功效】补肾助阳。

黑豆花生羊肉汤

【材料与做法】① 羊肉 350 克洗净，剁块；红枣 5 枚去核洗净；黑豆、花生仁各 25 克洗净；木耳 15 克洗净，泡发备用。②

锅中加水，待煮开后倒入羊肉块，5分钟后捞出。③ 煲中倒入适量清水，待煮开后倒入羊肉块、黑豆、花生仁、木耳、红枣，以小火煲3小时，最后加入适量盐、芝麻油即可。

【功效】补肾温阳，健脾益气，强身健体。

归戟羊肉汤（当归温阳汤）

【材料与做法】① 羊肋条肉1 000克洗净，切块，焯水备用；适量生姜、葱洗净，姜切片，葱切段；当归、巴戟天各5克洗净，加少许水浸软后装入纱布袋，扎紧袋口；枸杞子6克洗净，红枣6枚洗净，去核备用。② 将焯水后的羊肉块，纱布袋，洗净的枸杞子、红枣、姜片，以及适量的葱段、黄酒一起放入炖锅内，加适量清水，以小火炖1.5小时。③ 起锅前捞出纱布袋，弃去姜片、葱段，加盐、胡椒调味即可。

【功效】温阳散寒，养血补虚，为冬病夏治之方。

当归生姜炖羊肉片

【材料与做法】① 羊肉250克洗净，切薄片；当归3克洗净，备用。② 先将当归加水600毫升熬煮，剩一半汤汁时，再放入适量姜片继续煮10分钟，捞出当归、姜片。③ 汤内放入羊肉片，适量米酒、冰糖一起煮开，起锅前撒少许盐调味即可。

【功效】温中补血，祛寒止痛。

当归炖羊肉

【材料与做法】① 羊肉350克洗净，切块，放入沸水锅中焯水，捞出备用；当归15克洗净，用清水泡软；取适量姜去外皮，洗净后切片，备用。② 锅中加适量清水，放入当归、姜片，待煮开后加入羊肉块和少许甘蔗汁，盖锅盖，以小火炖至羊肉熟烂，

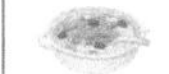

捞出当归、姜片，加适量盐、胡椒粉、花生油、味精调味即可。

【功效】温阳散寒，养血补虚，通经止痛。

参芪归枣生姜羊腩汤

【材料与做法】① 带皮羊腩肉 500 克洗净，切大片；将羊肉和生姜 2 片一起放入锅中，加入清水，置火上，大火煮开，撇去血沫，再继续煮开数分钟，待血沫出尽后，捞出羊肉。② 在砂锅中倒入适量清水，放入焯水后的羊肉，再加姜 4 ～ 5 片，待煮开后改小火炖 1 ～ 2 小时。③ 依次加入洗净去核的红枣 5 枚，洗净浸软的当归 15 克、党参 10 克、黄芪 15 克、桂圆肉 8 克，再继续炖 1 小时左右。④ 待羊肉软烂，放入洗净的枸杞子 10 克，再煮 10 分钟，起锅时加适量盐调味即可。

【功效】补养气血。

当归山药炖羊肉

【材料与做法】① 肥瘦相间羊肉 600 克切块，焯水；山药 200 克去皮，切滚刀块，焯水；当归 50 克洗净后浸软，装入纱布袋内；姜块洗净，去皮后拍碎。② 将羊肉、当归、姜块一起放入炖锅内，小火炖 30 分钟，再加山药，炖至山药熟透，起锅时加适量盐、味精、胡椒粉调味即成。

【功效】补养气血，益胃健脾，固肾益精。

冬瓜炖羊肉

【材料与做法】① 羊肉 200 克切小块，入沸水中焯透，捞出洗净；冬瓜 250 克去皮、去瓤洗净，切成象眼块；香菜 25 克择洗干净，切末备用。② 汤锅内加适量清水，置大火上，待水煮开后下入羊肉、姜块，再加适量盐、葱段，炖至羊肉八成熟时，放入冬瓜，炖至羊肉和冬瓜熟烂时，拣出葱段、姜块，加适量味精，撒胡椒粉、香菜末，淋少许芝麻油即可。

【功效】温补肾阳，利小便。

冬瓜羊肉丸

【材料与做法】① 将羊后腿肉 300 克洗净后剁成肉末，加鸡蛋清 4 ～ 5 个，适量葱末、姜末、胡椒粉、盐、味精，搅拌均匀；冬瓜 200 克去皮、去瓤，洗净，切片。② 锅内加水，下冬瓜片煮开，将拌好的羊肉馅挤成丸子，入锅内煮熟，再放适量盐、味精、芝麻油调味，起锅前依据口味撒香菜末即可。

【功效】补肾健脾，通利小便，清补而不滋腻。

冬瓜羊肉片汤

【材料与做法】① 冬瓜 300 克削皮后切大块，放入锅中，加水、葱结和姜片适量，小火炖 20 分钟。② 待冬瓜快熟时，加入虾皮 10 克、火锅羊肉片 250 克，继续用小火炖，待羊肉片熟后，放入少许芝麻油、葱花和盐调味即可。

【功效】温补肾阳，利水消肿。

冬瓜红枣羊肉汤

【材料与做法】① 羊肉 100 克洗净，切片；冬瓜 200 克洗净，去皮、去瓤，切块；姜 20 克去皮切片，大葱 2 根切细丝，小葱 1 根洗净，切末。② 取一个碗，放入羊肉片、姜片、大葱丝、白胡椒粉，拌匀，腌制 15 分钟。③ 起锅，加入足量的水，放入冬瓜、去核红枣 4 枚，待大火煮开后改小火煮 10 分钟，放入羊肉、枸杞子，搅拌均匀，继续煮 5 分钟，去除浮沫，加盐调味。④ 盛出，滴上芝麻油，放上小葱末即成。

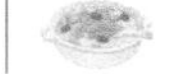

【功效】助元阳，消肿，温补气血，延缓衰老。

参归羊肉汤

【材料与做法】① 羊肉150克洗净，切小块；党参、枸杞子各15克，当归10克洗净备用；红枣10枚去核，洗净；生姜1块去皮，洗净后拍烂，备用。② 除枸杞子外，将其余食材放入砂锅内，加适量清水，待大火煮开后改小火炖煮2小时。③ 加枸杞子继续煮15分钟，起锅前加适量盐调味即可。

【功效】健脾养胃，温中散寒，益气止痛。

当归生姜山药羊肉汤

【材料与做法】① 生姜20克洗净，切丝；山药50克洗净，切片；当归20克洗净，浸泡后用布包；羊肉100克洗净，切块。② 将上述食材一起放入锅中，加清水适量，待大火煮开后改小火继续煮至羊肉熟后，捞出布包，加少许盐调味即可。

【功效】温肺散寒止咳。

红枣绿豆羊肉汤

【材料与做法】① 羊肉120克洗净，切块，备用；绿豆30克洗净，沥干；红枣10枚洗净，去核；生姜5克洗净，切片。② 起一炖锅，加上述食材共同炖煮至羊肉软烂即可。

【功效】温补脾胃，辅以甘寒清热解毒。

双参羊肉锅

【材料与做法】① 取适量清水，放入洗净的葱段，再把羊肉750克切条，放入带有葱段的水中，浸泡20分钟以去除膻味，捞出浸泡好的羊肉切成肉丁。② 把切好的羊肉丁于冷水下锅，加适量葱段、姜片、料酒同煮至水沸后，捞出羊肉丁，备用。

③ 山药 250 克去皮，胡萝卜 200 克洗净，均切滚刀块。④ 另起炖锅，加适量清水，放入焯水后的羊肉丁，再加料酒、胡椒粉，待水煮开后，放入提前泡好的参须 2 根，改小火炖 40 分钟后，放入切好的山药和胡萝卜，继续炖 15 分钟，起锅前依据个人口味撒入香菜末、盐调味即可。

【功效】益气补虚，增强免疫力。

当归参芪羊肉汤

【材料与做法】① 砂锅内加水适量，放少许料酒、大葱、姜片煮开，再加入洗净的羊肉 750 克焯水后捞出洗净，切块备用。② 热锅放油，下葱、姜炒香，放羊肉、料酒继续翻炒 3 分钟，加入沸水，待大火煮开片刻后移到砂锅。③ 取当归 12 克、党参和黄芪各 20 克冲洗后用纱布袋装好，一起放到砂锅里炖 3 小时左右即可，起锅前捞出纱布袋，加少许盐调味即可。

【功效】益气养血，健脾养胃。

桂皮羊肉汤

【材料与做法】① 冷水下入羊肉 300 克，焯水后捞出洗净沥干，切块备用；白萝卜 300 克洗净，切块；大葱 2 根洗净，切段；蒜 3 瓣去皮，洗净，切片；生姜 1 块去皮切片。② 热油锅内爆香大葱、姜片、蒜片，放入焯水后的羊肉，翻炒至羊肉上色后，盛出羊肉，备用。③ 将所有香料（桂皮 5 克、八角茴香 2 个、香叶 2 片）包在纱布中，扎住口，做成料包。④ 起炖锅，加入羊肉、料包，去核红枣 6 枚，适量冰糖、生抽、料酒，再加入足量的水，待大火煮开后改小火炖 60 分钟。⑤ 开盖，加入白萝卜，继续炖 30 分钟至萝卜黏软，放入枸杞子 10 克，再炖

10 分钟，加盐调味。⑥ 出锅取出料包，撒上香菜末，即成。

【功效】温中健胃，治腹冷，暖腰膝，壮肾阳。

补血羊肉汤

【材料与做法】① 羊肉 200 克洗净，切块，焯水后去除血水及膻味；当归、黄精各 15 克洗净，放入纱布袋内；山药 100 克去皮，洗净，切块。② 砂锅内加水适量，加入纱布袋煮至沸腾时，放入羊肉煮 1 小时，再加入山药块，待所有食材煮熟后，加盐调味即可。

【功效】补血温阳，益胃生津。

益气补血羊肉汤

【材料与做法】① 羊肉 300 克洗净，切小块；黄芪、党参、当归各 25 克洗净，浸软后切块，包在纱布袋中，用线捆扎袋口。② 将纱布袋和羊肉共放在砂锅里，加适量清水，以小火炖煮至羊肉将烂时，放入适量生姜片和盐继续炖煮至羊肉熟烂即可。

【功效】补养气血，通行经脉，益脾散寒。

辛温散寒羊肉汤

【材料与做法】① 羊肉 100 克洗净，切块，焯水备用；生姜、鲜苏叶、鲜荆芥各 10 克洗净，生姜切片。② 将羊肉放入砂锅中，加姜片和适量清水，待大火煮开后改小火煮 20 分钟，下鲜苏叶和鲜荆芥，继续煮 5 分钟，起锅前加盐调味即可。

【功效】发散风寒。

枸杞红枣炖山羊

【材料与做法】① 将带皮山羊肉 1 000 克洗净，改成 2 厘米大小的方块，焯水备用。② 锅内放入足量的清水，放入焯水后的羊肉，待大火煮开后改小火炖3小时，加入去核红枣20枚、枸杞子10克和改成滚刀块的山药300克，再炖半小时，待汤呈乳白色时出锅，加适量胡椒粉和盐调味即成。

【功效】补肾壮阳。

当归红枣羊肉汤

【材料与做法】① 羊肉300克焯水后切小块；当归20克洗净备用。② 将羊肉和当归放入砂锅，加入适量清水、姜片、葱段，加少许料酒和胡椒粉去除膻味，再放入去核红枣10枚，慢火炖3～4小时后加入枸杞子20克，再炖15分钟左右关火即可。

【功效】养血补虚，温经散寒。

甘蔗羊肉汤

【材料与做法】① 羊肉500克洗净，切块，焯水后捞出沥干水分备用。② 甘蔗段约20厘米去皮，洗净后切小块。③ 砂锅内倒入羊肉、甘蔗块，放入姜片，加水适量。④ 待大火煮开后改小火炖煮3小时至羊肉酥软，起锅前加适量盐、胡椒调味即可。

【功效】生津止渴，补而不燥。

荸荠甘蔗羊肉汤

【材料与做法】① 羊肉250克洗净切块，焯水10分钟后捞出；加适量盐、生姜片和料酒混合均匀，再腌制10分钟；鲜荸荠50克削皮，洗净，切块；黑皮甘蔗100克洗净，切块；当归5克洗净。② 将羊肉、荸荠、甘蔗、当归和生姜放入砂锅，加入适量的水，待大火煮开后改小火煲1.5小时，起锅前加盐调味即可。

【功效】温中散寒，补益气血，生津润燥。

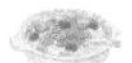

平补羊肉猪排汤

【材料与做法】① 带皮羊腿肉 200 克，猪排骨 1 根，分别洗净血水，羊肉切片、猪排剁成段放入锅中，加入几片姜和适量清水，待大火煮开后再继续煮数分钟，直到血沫出尽，将羊肉和猪排捞出，弃汤不用。② 将处理后的羊肉和猪排放入高压锅中，另加入清水，大火煮至上压后继续煮 20 ～ 30 分钟，熄火，静置至气压排尽。③ 荸荠 8 个洗净，去皮备用；竹蔗 150 克去皮，切小块，备用。④ 另起一砂锅，锅中倒入适量清水，放入煮过的羊肉和猪排骨，并下荸荠和竹蔗，待大火煮开后改小火慢炖 1 ～ 2 小时，猪排和羊肉煮到酥软即可熄火，起锅前加适量盐调味即可食用。

【功效】清热养阴，和胃润肠，润肺化痰，清热消食，补而不燥，为平补之佳品。

海马熟地炖羊肉汤

【材料与做法】① 海马 4 条洗净，略泡；熟地黄 50 克、桂圆肉 20 克、陈皮 5 克，均洗净备用；姜 1 块去皮，洗净后拍碎。② 羊肉 500 克洗净，切块，与猪瘦肉 600 克、鸡爪 8 只一起放入沸水中焯，去除血水。③ 将所有材料放入炖盅，加入适量清水，以保鲜膜封口，隔水炖 3 小时即可。

【功效】补肾壮阳，养血保暖。值得注意的是，此汤滋补黏腻，凡气滞痰多、脘腹胀痛、食少便溏者应少服或者忌食，以防止黏腻碍胃。

红枣海马炖羊肉

【材料与做法】① 羊肉 250 克洗净，切块，放入沸水中煮 3

分钟以去除膻味；去核红枣15枚洗净；海马10克洗净，略泡；生姜1块去皮，洗净后拍碎。② 将所有食材放入炖锅，锅内注入适量清水，待大火煮开后改小火炖3小时，出锅前加盐调味即可。

【功效】温补肾阳，益气补血。

豆浆炖羊肉

【材料与做法】① 羊腿肉500克洗净，切大块，放入冷水锅中，待水煮开后继续煮2分钟，去除血水，捞出羊肉，用热水冲洗干净备用。② 铁棍山药200克去皮，洗净，切滚刀块；老姜20克洗净，切片；党参15克洗净，切小段；黄芪10克、去核红枣6～8枚、枸杞子5克用水稍微冲洗后备用。③ 羊肉放入锅中，放入姜片、党参、黄芪和红枣，再倒入豆浆1 200毫升，待大火煮开后改小火慢炖1.5小时，加入铁棍山药，继续用小火炖煮半小时，最后放入枸杞子和适量的盐煮5分钟即可关火。

【功效】补充蛋白质，促进泌乳。

枸杞羊肉汤

【材料与做法】① 羊肉600克洗净，切小块，入沸水中加适量醋焯，去除膻味，捞出沥干水分；枸杞子8克洗净备用；生姜1块，洗净，拍碎。② 炒锅加热放入植物油，爆香姜块，下羊肉块拌炒均匀后转入炖锅内，加适量清水和料酒，再放枸杞子，待大火煮开后改小火慢炖约1小时，待肉熟烂，加盐调味即可。

【功效】补肾养血。

枸杞羊肾羊肉汤

【材料与做法】① 将羊肾100克去除臊腺，切块，焯水后洗

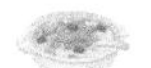

净；羊肉 100 克切蚕豆丁大小焯水；枸杞子 50 克洗净；适量姜切片，备用。② 取净锅置火上，锅内加入适量清水，下入羊肉、羊肾，再加适量胡椒粒和姜片，待大火煮开改小火炖 45 分钟，加入枸杞子再炖 5 分钟，加盐、鸡精等调味即成。

【功效】温肾壮阳，强健筋骨。

苹果枸杞羊肉汤

【材料与做法】① 羊肉 500 克洗净，切块，焯水后捞出洗净备用。② 白萝卜 600 克洗净，切块；青苹果 1 个（约 300 克）洗净，切块；适量姜去皮，洗净切片；枸杞子 10 克洗净备用。③ 将上述食材一并放入炖锅内，加水炖煮至肉熟，加盐调味即可。

【功效】增进食欲，补气血，美容养颜。

仙山金樱子羊肉汤

【材料与做法】① 羊肉 500 克洗净，切块；仙茅 15 克、金樱子 12 克洗净，用纱布包；山药 150 克去皮，洗净，切块。② 将羊肉、纱布包及山药同入炖锅内，加入清水适量，待大火煮开后改小火炖，炖至羊肉熟后去除纱布包，加盐即可。

【功效】补益心脾，固精止泻。

羊肉萝卜枸杞汤

【材料与做法】① 羊肉 200 克切块，用水泡 1 小时后捞出洗净，加入沸水锅内焯 5 分钟左右捞出；葱 3 根洗净，切段；生姜 1 块洗净，拍碎，连同八角茴香、花椒一并用纱布包成料包；白萝卜 100 克洗净切滚刀块；枸杞子 10 克洗净，略浸泡。② 起一汤锅，加适量清水，下入羊肉，待大火煮开后去除浮沫，加入料包和适量料酒，改小火煲 1 小时至肉烂，加入盐和白萝卜块继续煲30分钟，再加入洗净的枸杞子煮5分钟即可。

【功效】补肾壮阳，补虚温中。

桂圆山药枸杞羊肉汤

【材料与做法】① 将干桂圆肉30克、枸杞子10克、去核红枣10枚洗净备用；山药200克洗净后切滚刀块；羊肉500克切块后焯水，撇净浮沫。② 将焯水后的羊肉放进瓦煲内，放入生姜、干桂圆肉、枸杞子、山药和红枣，注入适量清水，待大火煮开后再改小火煲3小时，起锅前加盐调味即可。

【功效】益气补虚，温中暖下。

羊肉豆腐汤

【材料与做法】① 羊肉150克洗净，切薄片，放入碗内，加适量盐和料酒拌匀，再加入干淀粉抓匀上浆；豆腐150克切小片；香菜2～3根择洗净，切段；当归50克洗净，切片；生姜15克洗净，切末。② 起一净锅，放入水、豆腐片、当归、姜末适量，待水煮开后改小火炖10分钟，撒入羊肉片，再次煮开后加盐、味精，撒入香菜即成。

【功效】健脾和胃，温经散寒。

桂圆羊肉汤

【材料与做法】① 羊肉400克浸泡2小时，泡出血水，中间换几次水；生姜洗净，拍成块；葱2～3根洗净，切长段；红枣5枚去核、花生50克、桂圆50克洗净，沥干水分备用。② 将泡好的羊肉切大块，放入高压锅，锅内注入适量清水，大火将锅内水煮开，打开锅盖，去除浮沫，然后放入生姜、葱段，继续煮1小时。③ 将红枣、花生和桂圆全部投入，再煮20分钟左

 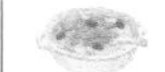

右，待所有食材全部熟后，加少许盐调味即可。

【功效】益气补虚，温中暖下，养血安神。

黄芪山药桂圆羊肉汤

【材料与做法】① 羊肉 150 克洗净，切片，用沸水煮 5 ～ 10 分钟后，捞出羊肉，用冷水浸泡去除膻味；黄芪 15 克洗净，切片，用布包好；山药 200 克洗净，切滚刀块；桂圆肉 15 克洗净沥干水分。② 起一炖锅，加适量清水，待水煮开后下羊肉及诸药（黄芪布包），煮至羊肉熟，去黄芪，加适量葱花、味精、姜末、胡椒、盐调味即可。

【功效】益气补虚，养身益寿。

羊肉鱼鳔黄芪汤

【材料与做法】① 羊肉 150 克切蚕豆丁大小；鱼鳔 50 克刺破后焯水；姜 1 块洗净，切片；黄芪 30 克洗净备用。② 净锅上火，放入羊骨汤 1 000 毫升，再下入羊肉丁、姜片、黄芪、鱼鳔，待大火煮开改小火炖 35 分钟，出锅前放适量盐、鸡精、糖、胡椒粉调味即可。

【功效】壮阳益肾，增强免疫力。

清炖羊肉

【材料与做法】① 羊肉 600 克切块，洗净，浸泡 1 小时去除血水，再反复冲洗后备用。② 将羊肉块放入锅中，加冷水没过羊肉，放入葱段、姜片，待大火煮开后去除浮沫。③ 倒入一罐啤酒（约 350 毫升），再放入花椒 20 ～ 30 粒，待大火煮开后改小火炖 1 小时。④ 白萝卜 400 克洗净，切滚刀块，放入锅中，加入适量盐，以小火炖 30 分钟，关火撒上香菜即可。

【功效】增强免疫力，补气养血，温补脾肾。

西洋参清炖羊肉汤

【材料与做法】① 羊肉500克洗净，剁块；生姜1块，洗净，切片；大葱2根切段；花椒20～30粒用茶包袋装好；西洋参50克洗净备用。② 羊肉入锅，加水没过羊肉，加适量料酒，待大火煮开后改小火继续煮5分钟，将羊肉捞出，用流动的水洗净，沥干水分。③ 锅中加油烧热，放入姜片、葱段煸香后，倒入焯水后的羊肉煸炒出香味，再倒入一些料酒，翻炒均匀，加足量冷水入锅，煮开后去除浮沫，放入花椒包、西洋参，待再次煮开后改小火炖1小时。④ 铁棍山药200克去皮切滚刀块，放入汤中再用小火炖15分钟，开盖加盐、少量鸡精，再炖10分钟即可。

【功效】补中益气，强身健体。

核桃杜仲首乌羊汤

【材料与做法】① 核桃100克去壳，保留核桃衣；杜仲25克、何首乌50克洗净，润透；红枣10枚洗净，去核；枸杞子5克洗净备用；羊肉400克洗净，冷水入锅，焯水后去除血沫，捞出切小块；生姜1块洗净，拍散。② 瓦煲置火上，入水适量，放姜块、杜仲、何首乌、核桃、红枣、羊肉，待大火煮开后改小火煲3小时，加入枸杞子再煮10分钟，加盐调味即可。

【功效】温肺润肠，滋补肝肾，生发乌发，涩精固肾。

乌药羊肉汤

【材料与做法】① 将乌药10克、高良姜10克、白芍25克、香附8克、花椒1克炒香后研末，装入纱布袋，放入砂锅内。②

 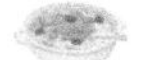

羊肉100克洗净，切小块，入砂锅，加水适量，先以大火煮开，去除浮沫，再改小火慢炖至羊肉烂熟，加入适量姜片、葱段、黄酒、白糖，煮1～2分钟，取出纱布袋，加入盐调味即可。

【功效】补虚养肾，强腰膝。

单县羊肉汤

【材料与做法】①羊肉500克洗净，切成长10厘米、宽3.3厘米、厚3.3厘米的块，羊骨砸断铺在锅底，上面放上羊肉，加水没过肉，待大火煮开后撇净血沫，将汤倒出不用。②锅内另加清水，以大火煮开后去除浮沫，再加上适量清水，待水再次煮开后再去除浮沫。③将花椒5克、桂皮5克、陈皮5克、草果5克、高良姜10克、白芷5克用纱布包成香料包，与姜片、葱段、盐一起放入锅内，继续用大火煮至羊肉八成熟时，加入红油、花椒水，煮约2小时，捞出煮熟的羊肉，切薄片，放入碗内，加少许芝麻油、丁香粉、肉桂粉，撒上香菜末即成。

【功效】补虚壮阳，温中暖下。

龙马精神羊肉汤

【材料与做法】①将带皮羊腿1只、海龙3只、海马3只、红枣6枚、陈皮1片、党参30克、黄芪30克、老姜2片、桂圆肉10克、枸杞子10克分别用清水冲洗干净备用；羊腿洗刷干净，剁成大块，焯水后捞出洗净。②锅中注入适量清水，待大火煮开后加入所有材料（枸杞子留用），待再次煮开后改小火煲煮约2.5小时。③最后放入枸杞子继续煲煮30分钟，出锅前加入盐、白胡椒粒调味即可。

【功效】活血壮阳。值得注意的是，此汤具有活血功效，孕妇不宜食用。此外，常常头晕头痛、眼睛干涩红肿、睡眠差、夜间多梦、容易生气等火热症状较重者不宜食用。

海参炖羊肉

【材料与做法】① 先将羊瘦肉 250 克洗净，切块备用；干海参 100 克用清水泡发，洗净，切块备用。② 热锅，放入适量植物油烧到六成热，下姜片、蒜瓣、葱段煸出香味，再下羊肉块翻炒后加料酒少许，继续翻炒 3 ～ 5 分钟待料酒蒸发完毕，加适量清水，待大火煮开后改小火炖至羊肉将熟，下海参块继续炖至两者皆熟，加适量盐调味，出锅前淋少许芝麻油即可。

【功效】缩泉固精，温肾助阳。

甲鱼羊肉汤

【材料与做法】① 人工养殖甲鱼 1 000 克放入沸水锅中烫死，剁去头爪，揭去鳖甲，掏出内脏，洗净。② 将羊肉 500 克洗净，切成 2 厘米大小的小方块，焯水后捞出，洗净备用。③ 将清洗好的甲鱼肉切成 2 厘米大小的小方块，与羊肉一起放入砂锅内，加苹果肉 50 克和适量姜片，注入清水，待大火煮开后改小火炖熬至肉熟烂，出锅前加盐、胡椒粉调味即成。

【功效】滋阴养阳，补气养血。

四物羊肉汤

【材料与做法】① 川芎、桂枝、熟地黄、当归、芍药、枸杞子各 10 克，冲洗去浮尘后用纱布袋装好，冷水入锅，开大火，加入 5 克姜黄粉，煮至沸腾后改小火熬 1 小时，熬出药性，取出纱布袋，留汤汁。② 羊肉块 250 克洗净后，加适量料酒抓腌均匀，备用。③ 大白菜 350 克、洋葱 150 克、胡萝卜 100 克分

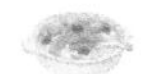

别洗净，切块；葱白 5 根切段；马铃薯 100 克切块后泡在水中。④ 将腌制好的羊肉块放到药汁中，再加入 20 毫升料酒，以小火炖 30 分钟，下洋葱、胡萝卜、大白菜、葱白、马铃薯，并加入 1 小匙盐和 1 小匙糖（约 5 克），小火继续炖 20 分钟。⑤ 待食材熟透后，出锅撒少许葱花、香菜即可。

【功效】温通经络，调血补血。

鸡血藤独活羊肉汤

【材料与做法】① 羊肉 100 克洗净，切块；黄芪、鸡血藤各 50 克，当归 25 克，独活 15 克分别洗净，再用纱布袋包好。② 将纱布袋和羊肉块加入煲锅内，再加适量姜片和料酒，加水 1 000 毫升，以小火焖煮，得汁 600 毫升后，加盐调味即成，一日内分 2 次服完。

【功效】活血化瘀，祛风通络。

豆豉羊肉汤

【材料与做法】① 羊肉 500 克洗净，切块；生姜 15 克去皮拍碎。② 将羊肉、生姜连同豆豉 100 克一起放入砂锅中，加水适量，待大火煮开后改小火炖煮至肉熟烂，加盐调味即可。每次月经前 1 周开始服，连服 1 周。

【功效】温经散寒，养血调经。

莲藕炖羊肉

【材料与做法】① 羊肉 1 000 克洗净，切块；莲藕 1 节去皮，洗净，切块备用；大葱 1 根切段；生姜 1 块洗净，拍大块；蒜 4 瓣洗净备用。② 砂锅放入适量清水，把羊肉块放进锅中，以大火煮开后去除浮沫，再放入莲藕块、葱段、姜块、蒜瓣，以及适量花椒、酱油、盐，待水再次煮开后改小火炖1个小时即可。

【功效】降逆止呕。

山楂炖羊肉

【材料与做法】① 山楂150克洗净，去籽切小块；羊肉300克洗净后切块，加10毫升料酒和适量盐腌制20分钟以上；荸荠150克去皮，洗净，对半切开。② 热锅烧油，下入姜片、蒜瓣煸香后，再下入羊肉翻炒至变色，加料酒稍焖煮约5分钟。③ 将食材转入炖锅内，加水适量，待大火煮开后改小火炖1小时，再加入荸荠和山楂继续炖至肉熟烂，出锅前加盐调味即可。

【功效】开胃健脾，益胃生津。

羊肉暖胃汤

【材料与做法】① 将新鲜的羊肉500克切大块，放在沸水里焯后捞出，洗净备用。② 砂锅内注入清水适量，下入焯水后的羊肉，再加生姜3片、香附9克、砂仁9克，待大火煮开后改小火慢炖3小时，出锅前加适量盐、味精调味即可。

【功效】温中暖胃，散寒止痛。

山药红枣羊头汤

【材料与做法】① 羊头肉750克用热水焯数分钟，除去表面灰黑色黏膜，清洗干净后切片；山药100克去皮，冷水洗净，切片备用；红枣8枚冲洗干净并去核。② 将以上原料一起放进砂煲内，加冷水适量，待大火煮开后改小火煲2小时，加盐即可。

【功效】健脾补肾，益气扶正。

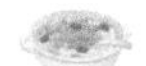

清炖羊腿汤

【材料与做法】① 羊腿 1 条冲洗干净后，入沸水锅中煮 5 分钟，去除血水，捞出洗净；胡萝卜 250 克洗净，切滚刀块；白洋葱 250 克洗净，切片。② 起一汤锅，加入适量橄榄油，油热后，放入姜片、洋葱片，以及适量小茴香、迷迭香、月桂叶和黑胡椒炒香，待洋葱变软出水后，放入羊腿，加水没过羊腿肉，待大火煮开后改中火炖 1 ～ 1.5 小时。③ 将羊腿捞出，把肉从骨头上剃下来，放回锅中。④ 下胡萝卜，再适量添加水，并撒少许盐，以中小火继续炖至胡萝卜变软即可。

【功效】益肾壮阳，温补气血。

羊肉炉

【材料与做法】① 羊后腿肉 1 200 克洗净，切块，入沸水中焯后捞起，洗净后备用；姜切片；当归 2 片、枸杞子 10 克、黄芪 5 片、陈皮 7.5 克、川芎 12 克、甘草 1 片分别洗净后装入纱布袋内。② 起一净锅，热锅烧油，下入适量姜片、黑豆瓣酱、辣豆瓣酱、羊肉拌炒至香，加米酒和适量清水，将中药材纱布袋、冰糖一起入锅内炖约 1 小时。③ 卷心菜 200 克洗净，切片，入锅中再煮 20 分钟，捞出中药材纱布袋，出锅前淋少许米酒，撒上葱花、香菜即可。

【功效】暖中补虚，开胃健脾，补助肺气。

平补羊肉炉

【材料与做法】① 陈皮、黄芪和党参各 15 克洗净，晾干，放入锅内，加适量米酒浸泡 10 分钟，再加水适量熬煮中药 20 分钟左右，捞出药材，留药汁备用。② 将带皮带骨羊肉 500 克洗净切块，连同姜片、葱段放入沸水中焯，去除血水后捞出，再用冷水洗净备用；白萝卜500克洗净，带皮切小滚刀块；姜片切丝；红枣15枚、黑枣10枚洗净，去核备用。③将焯水后的羊肉、萝卜块、红枣、黑枣及姜片放入熬制好的中药汁中，待大火煮开后去除浮沫，改小火慢煨2小时，至肉熟烂，起锅前放入枸杞子10克，略加盐调味即可。

【功效】甘润清补。

姜丝锅羊肉炉

【材料与做法】①羊肉500克洗净，切块；取一部分姜洗净，切片；葱洗净，切段。②将羊肉、姜片、葱段放入沸水中焯后捞出，再用冷水洗净备用；将另外的姜、葱白切丝，备用。③取净锅注入适量清水煮开，放入当归10克、蒜瓣5～6个、焯水后的羊肉、姜丝及适量料酒，待大火煮开后改小火炖煮约2小时，出锅前加入葱丝，稍加调味即可。

【功效】温胃散寒止痛。

二仙炖羊肉

【材料与做法】①羊肉250克洗净，切小块；仙茅、淫羊藿各15克冲洗后切片，装入纱布袋中，扎紧袋口。②药材纱布袋与羊肉块一起入砂锅中，加水适量，待大火煮开后，加入适量姜片、葱段、料酒、盐等调料，改小火烧炖至羊肉熟烂，取出药材纱布袋，加少量味精、五香粉即成。

【功效】温补肾阳。

粉丝羊排汤

【材料与做法】①羊排250克洗净，焯水；粉丝100克泡

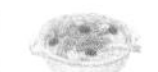

发；香菜和蒜苗各20克分别切碎放入小碟中，备用。② 炖锅内加水，放入羊排和适量的葱、姜、料酒；再将适量草果、花椒和桂皮做成香料包，投入锅中；待大火煮开后改小火炖2小时。③ 锅中加粉丝，加少许盐、鸡精，待再次煮开后便可出锅，与香菜碟、蒜苗碟、油泼辣子一起上桌。食用时依个人喜好加入香菜、蒜苗及油泼辣子即可。

【功效】补虚散寒，强筋骨，通乳。

首乌羊排汤

【材料与做法】① 羊排500克切除边骨取精排，切成4厘米的段，下沸水中焯，去除血水后捞出。② 黑豆30克预先浸泡3小时；香菇6朵去柄洗净，切“十”字花刀；海带100克洗净，切块；制何首乌20克洗净；姜1块拍碎备用。③ 将煲内加适量清水，待煮开后下入所有原材料，大火煮开后改小火继续熬煮3小时，加盐调味即可。

【功效】补益精血，润肠通便。

山药炖羊排

【材料与做法】① 羊排500克洗净，切块，入沸水锅内焯水后捞出，洗净备用；莲子50克泡开，去心；川芎10克、甘草6克洗净；山药200克去皮，洗净，切块。② 炖锅内加水烧热，水热后放羊排、莲子、川芎、甘草，再加姜3～5片和醋20毫升，待水煮开后改小火炖1小时，加盐、山药和适量枸杞子后再炖15分钟待山药熟透，出锅前加少许白胡椒粉即可。

【功效】温中散寒，补脾益气，健胃消食。

山药莲藕炖羊排

【材料与做法】① 羊排500克洗净后焯水；大葱2根切段、生姜1块切片；红枣10枚冲洗干净后去核；枸杞子10克洗净；莲藕200克削皮洗净，切滚刀块；山药200克洗净，切成长约4厘米的段。将莲藕、山药泡入清水中。② 将焯水后的羊排和大葱、姜片一起放入锅中，加入足量的清水，大火烧40分钟左右，放入莲藕和红枣炖15分钟左右，再放入山药和枸杞子炖15分钟左右，关火焖10分钟，出锅前加盐调味，依据口味撒适量葱花或香菜即可。

【功效】健脾益胃，驱寒暖身，延年益寿。

萝卜煲羊排

【材料与做法】① 羊排500克切小块洗净，焯水后再洗净；白萝卜300克洗净，切块。② 砂锅放入适量的水，待水煮开后放入羊排，再加适量生姜、花椒和盐，大火煮15分钟后改小火煲2小时，下入白萝卜继续煲30分钟，出锅前下入适量枸杞子，盖锅盖焖10分钟即可。

【功效】祛寒保暖，促消化，延缓衰老。

羊骨红枣汤

【材料与做法】将羊胫骨500克洗净，放入砂锅中，加水适量，待大火煮开后改小火煎煮1小时，放入洗净去核的红枣20枚，继续用小火炖煮2小时左右，加盐调味即可。

【功效】补肾健脾，补血养血。

羊脆骨鲫鱼汤

【材料与做法】① 羊脆骨400克洗净后焯水备用，鲫鱼300

 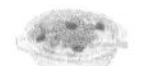

克洗净备用。② 砂锅内加适量清水，将羊骨、鲫鱼放入其中，待大火煮开后改小火煮 1.5 小时，出锅前加 1 勺白醋（约 10 毫升），适量的白胡椒粉、盐、鸡精、芝麻油调味，撒香菜末即可。

【功效】抵御风寒，通络下乳，益肾壮骨。

清炖羊骨汤

【材料与做法】① 胡萝卜 500 克洗净，切滚刀块；洋葱 150 克洗净，切丝。② 羊骨头（后腿或者羊排，带肉）1 000 克洗净，切块后投入砂锅，锅内放适量姜片，并注入清水，待大火煮开后去除浮沫，改小火将肉炖烂，然后加入盐、洋葱丝、胡萝卜块继续炖煮。③ 待红萝卜炖熟后加适量鸡精、葱花或香菜末即可。

【功效】补腰肾，强腰膝。

苁蓉羊骨汤

【材料与做法】① 羊脊骨 1 具洗净，焯水后捞出再洗净。② 锅中加水，放入羊脊骨，煮至羊肉离骨，捞出，拆下羊肉，捅出脊髓，切碎，放入锅中。② 加洗净的肉苁蓉 30 克和适量葱段、盐、草果、胡椒粉，继续煮 1 小时，弃去肉苁蓉、草果，食肉喝汤即可。

【功效】补肾虚，通督脉，治腰痛。

红枣炖羊心

【材料与做法】① 将羊心 1 个洗净，切小块备用；红枣 15 枚清洗后去核。② 锅内放入羊心，加入黄酒、葱段、姜片和清水适量，以大火煮开后加入红枣，改小火慢炖，待羊心、红枣熟烂后拣去葱段、姜片，加入适量胡椒粉、盐、味精调味，淋上芝麻油即成。

【功效】调和心脾，补养气血。

羊心二花汤

【材料与做法】① 羊心 1 个洗净，煮熟切片，煮时放适量盐以调味。② 用素馨花、玫瑰花各 9 克煎水。此药水饮用，同时食羊心即可。

【功效】养心解郁悦神。

羊肝汤

【材料与做法】① 先将新鲜的羊肝 50 克洗净，切片。② 锅内放适量的清水煮开后，加入羊肝片，煮 2 ～ 3 分钟，加适量盐、味精等调料，撒上葱花、香菜即可。

【功效】养肝明目。

枸杞羊肝汤

【材料与做法】① 羊肝 250 克去筋膜，洗净，焯水；猪瘦肉 250 克洗净，切块；党参、当归各 15 克洗净后装入纱布袋内；红枣 4 枚（去核）、枸杞子 10 克、生姜 4 片洗净备用。② 将中药纱布袋、羊肝、猪瘦肉、红枣、生姜一起放入锅内，加清水适量，待大火煮开后改小火煲 2 小时，再下枸杞子继续煲 10 分钟，捞出药袋，加适量盐、芝麻油、葱花等调味即可。

【功效】补血益气，养肝明目。

谷精草羊肝汤

【材料与做法】谷精草 15 克冲洗后装入纱布袋内，羊肝 150 克洗净，切片，与谷精草同锅，加水适量，羊肝煮熟后捞出谷精草纱布袋，加盐及其他调味料调味，服食羊肝即可。

【功效】祛风散热，益气补肝，明目退翳。

羊肝枣仁汤

【材料与做法】羊肝 500 克洗净，切片；酸枣仁 20 克煮汁去渣，用药汁煮羊肝，待羊肝熟后加盐调味，食肝饮汤即可。

【功效】补肝养血，宁心安神。

珍珠母竹叶羊肝汤

【材料与做法】① 生地黄 15 克、淡竹叶 12 克、茯苓 10 克、珍珠母 12 克、麦冬 10 克洗净后装入干净的纱布袋中，扎紧袋口；羊肝 200 克洗净，切块。② 将纱布袋放入煲内，加清水和姜片适量，待大火煮开后，加入羊肝，改小火煮 30 分钟后，取出纱布袋，加盐调味，撒上葱花即可。

【功效】镇惊安神，清心导赤。

羊肝菠菜鸡蛋汤

【材料与做法】① 羊肝 100 克洗净，切片，入砂锅，加水适量，以中火煮熟羊肝。② 将煮熟的羊肝捣碎，放入洗净的菠菜 250 克，再打入鸡蛋 1 枚，待蛋熟后加入盐、味精即成。

【功效】补肝明目，补血养血。

枸杞炖羊脑

【材料与做法】① 枸杞子 50 克洗净；羊脑 1 具去除血丝，保持完整。② 将羊脑与枸杞子一起放入砂锅内，加水适量，加入盐、葱段、姜块、黄酒，待大火煮开后改小火炖至熟烂，加味精调味即可。

【功效】补脑益智，滋肾明目。

天麻葛根羊脑汤

【材料与做法】① 天麻 15 克、葛根 12 克、薄荷 10 克、防风10克洗净，装入纱布袋内；羊脑1具洗净，切块；鲜竹沥水10毫升，备用。② 将纱布袋放入煲内，待大火煮开后，加入羊脑块，小火煎煮30分钟后，兑入鲜竹沥水，再次沸腾即可。

【功效】清热宁心，镇惊安神。

栗子炖羊蹄

【材料与做法】① 羊蹄300克冲洗干净，从中间劈开，放入沸水中，加料酒焯水后捞出。② 焯水后的羊蹄放入锅中加适量水炖3小时，加入罐装栗子100克再炖30分钟，出锅前加盐、味精、胡椒粉等调料调味即可。

【功效】强筋壮骨，延缓衰老。

清炖羊蹄

【材料与做法】① 羊蹄300克洗净后先入沸水，放少许料酒和1～2片姜，焯水备用。② 将焯水后的羊蹄放入炖锅，加水适量，待大火煮开后改小火炖2～3小时。③ 另起一小锅，微火将10余个干辣椒烘焙干香，放凉后，研臼磨成细粉；葱花切细末，放入小碗，倒入干辣椒末，舀1～2勺羊蹄汤，蘸水即成。

【功效】补益气血，强筋壮骨，延缓衰老。

枣斛黄芪羊肚汤

【材料与做法】① 红枣20枚洗净，去核；山药150克洗净，切块备用；石斛15克、天花粉6克、黄芪15克、麦芽20克冲洗后装入纱布袋中；羊肚洗净，切块。② 将上述食材（除山药外）一起放入锅内，加清水适量，待大火煮开后改小火煮2～3小时，下山药块后继续煮30分钟，捞出纱布袋，加盐调味即可。

【功效】养阴清热，益气止汗。

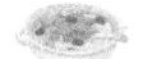

山药炖羊肚

【材料与做法】① 将羊肚 300 克洗净，切块；山药 200 克洗净，切片，一起放入锅中，加盐、黄酒、葱段、姜片和清水适量。② 先用大火煮开，再改小火慢炖至羊肚熟烂，去葱段、姜片，加味精调味即可。

【功效】补脾胃，滋肺肾。

人参煮羊肚

【材料与做法】① 人参 15 克、枸杞子 20 克、肉苁蓉 6 克洗净，研成粉末，放入砂锅中提前用水浸泡 2 天，砂锅置火上，待大火煮开后改小火煎煮 30 分钟，滤渣留汁。② 适量葱白洗净，切丝；羊瘦肉 350 克洗净，切块；羊肚 500 克反复洗净备用。③ 将羊肉、葱丝和适量豆豉和匀后装入羊肚内，置净锅，加入药汁，以中小火炖至食材熟透即可。

【功效】温胃祛寒、益气养血。

山药白术羊肚汤

【材料与做法】① 羊肚 250 克洗净，切块，焯水；山药 200 克洗净，去皮，切块；白术 10 克洗净，切段；红枣 10 枚洗净，去核；枸杞子 15 克洗净，浸泡。② 锅中加水煮开，放入羊肚、山药、白术、红枣、枸杞子，盖锅盖炖约 2 小时直至肉熟烂，出锅前加盐、鸡精即可。

【功效】补气和胃，健脾生血。

羊肝番薯叶汤

【材料与做法】羊肝 200 克洗净，切薄片，置锅中，加清水 400 毫升，待水煮开后再将洗净的番薯叶和姜丝、盐一起放入，煮至熟透，加味精，淋芝麻油即可。

【功效】养肝明目。

山萸枸杞羊肾汤

【材料与做法】① 羊肉 150 克洗净，切块；羊肾 150 克去除筋膜，洗净，切块；山萸肉、菟丝子各 20 克洗净，放入纱布袋；枸杞子 30 克洗净；红枣 10 枚洗净，去核。② 将上述食材（枸杞子除外）放入锅内，加清水适量，以小火煮 1 ～ 1.5 小时，再加入枸杞子继续煮 10 分钟，出锅前捞出纱布袋，加盐调味即可。

【功效】温肾益精，养血调经。

核桃苁蓉炖羊肾

【材料与做法】① 羊肾 1 对洗净，切开，去除筋膜、臊腺，切块；核桃 4 枚取核桃仁，洗净后捣碎；肉苁蓉 30 克洗净备用。② 将上述食材共置锅内，加水炖熟后，捞出肉苁蓉，加盐、味精、胡椒粉调味食用即可。

【功效】壮阳补肾。

苁蓉炖羊肾

【材料与做法】① 将羊肾 1 对切开，去除白色筋膜、臊腺，清洗干净，切片；肉苁蓉 30 克洗净，切片。② 将羊肾与肉苁蓉一起放在砂锅内，加入清水，先用大火煮开，后改小火炖 20 ～ 30 分钟，以羊肾熟烂为度。捞去肉苁蓉片，酌加适量胡椒末、味精和盐调味即可。

【功效】补肾助阳，益精润肠。

骨碎补炖羊腰

【材料与做法】① 骨碎补 10 克洗净；羊腰 1 对洗净，去除

筋膜、臊腺，改花刀，放入冷水中浸泡 1 小时。② 砂锅置火上，加入适量清水，放入骨碎补煮 30 分钟，去渣取药液 40 毫升。③ 将羊腰和骨碎补药汁倒入砂锅，加入适量料酒、姜片、葱段，再加水煮 30 分钟，出锅前加盐、鸡精、鸡油、胡椒粉调味即可。

【功效】补肾活血，接骨生发。

羊肾茴香汤

【材料与做法】① 将羊肾 1 对去外层薄膜，切两半，再切厚片，入沸水中焯水后捞出；小茴香 5 克入锅中焙香，研成细末。② 锅内注入适量清水，放入腰片、小茴香末、适量的姜末、料酒，炖熟，加盐、香菜末调味即成。

【功效】温肾暖肝，散寒止痛，理气调中。

黑豆杜仲羊肾汤

【材料与做法】① 先将 1 对羊肾对半切开，清理干净后切片；黑豆 60 克、杜仲 10 克、生姜 4 片、小茴香 3 克洗净备用。② 将杜仲、姜片、小茴香一起装入纱布袋中，扎好袋口，放入锅中，加水适量，煎煮 20 分钟，再加入黑豆、羊肾片，煮至黑豆及羊肾熟后，捞出纱布袋，加盐调味即可。

【功效】益肾填精，健脑开窍。

五味杜仲羊腰汤

【材料与做法】① 杜仲 15 克、五味子 6 克洗净，放入锅中，加水煎取药汁。② 羊腰 500 克洗净，切小块，用淀粉、药汁裹匀。③ 另起一锅，加适量植物油，下入腰花爆炒，炒至腰花三分熟时，再放入葱花、蒜末、盐，兑入药汁和水炖煮至熟透即可。

【功效】温补肾阳，益精填髓。

当归红枣羊排汤

【材料与做法】① 羊排 1 500 克洗净，切小块，放入沸水锅中焯后捞起，洗净备用；当归 30 克、枸杞子 10 克洗净；红枣 10 枚洗净，去核；生姜 1 块洗净，切片备用。② 砂锅里注入适量清水，放入羊排、当归、红枣和姜片；待大火煮开，去除浮沫，改小火再炖 2.5 小时，加入枸杞子继续炖 10 分钟，出锅前调入适量盐即可。

【功效】调经止痛，温补气血，开胃健脾。

陈皮萝卜羊排汤

【材料与做法】① 羊排 1 000 克洗净，切成 4 厘米长的段，入冷水锅，加适量料酒，待大火煮开后捞出洗净，沥水备用。② 热锅上油，油热后放入适量姜、葱、陈皮煸香，放入羊排炒香。③ 将炒香的羊排一起转入炖锅内，加入适量清水，待大火煮开后改中小火煮 1 小时左右。④ 捞出陈皮，加入洗净去皮切块的白萝卜 500 克，再煮 40 分钟。⑤ 加适量盐和枸杞子，再煮 10 分钟即可。

【功效】滋补暖身，和胃健脾，增强抵抗力。

羊排鲫鱼汤

【材料与做法】① 水发木耳 50 克洗净，去蒂，撕成小朵；芦笋 60 克洗净，切片，焯水备用；适量葱、姜分别切片，青蒜苗切碎。② 羊排 300 克切小段，入沸水中焯烫 2 分钟，捞出洗净，沥干水分。③ 羊排放进高压锅，加入适量清水和调料包（姜片 8 克、八角茴香 1 个、花椒 20 粒），待大火将水煮开有蒸汽产生后改小火继续煮 20 分钟，关火后自然排汽，分开煮好的

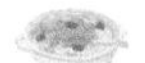

羊排和煮羊排的汤水。④ 鲫鱼 1 条洗净，擦干表面的水分。⑤ 炒锅提前洗净晾干，用生姜擦拭一遍，锅内加适量植物油，热锅凉油爆香姜片，下鲫鱼，煎至两面微黄，加入葱花，爆出香味，趁热倒入煮羊排的汤水，以大火煮开，撇净浮沫，下入羊排，继续大火煮 15 分钟至汤色雪白。⑥ 加入木耳和笋片，再煮 2 ～ 3 分钟，加盐、胡椒粉调味，关火；出锅装盘后，撒上青蒜苗碎和几粒枸杞子装饰即可。

【功效】益气血，补虚劳。

煮羊血

【材料与做法】将羊血 200 克切小块放入锅中，倒入适量米醋，以中小火煮熟后加少许盐、味精调味即可。

【功效】化瘀止血。

羊血豆腐汤

【材料与做法】① 将豆腐 200 克洗净，切块；葱切段；姜切片；香菜择洗干净，切段；羊血片 250 克，备用。② 锅内加水，放少许八角茴香、葱段、姜片煮开，水煮开后下豆腐块，以大火煮 30 分钟后去除浮沫。③ 再加羊血片，略煮片刻，加盐、鸡精调味，撒入香菜段即可

【功效】清肠胃，活血化瘀，补血生血。

2. 养生羊肉羹

奶汤炖羊脊

【材料与做法】① 将羊脊肉 1 000 克切块洗净后放入沸水锅中煮开，撇净血沫，捞出备用。② 在锅内放入适量清水，投入

少许花椒，待煮开后捞出花椒，随即放入羊脊肉、牛奶200毫升，以及适量葱片、姜片、盐、料酒、味精、胡椒粉，待煮开后改小火慢炖，待肉酥汤白即可。

【功效】温胃散寒。

羊脊骨羹

【材料与做法】① 将羊脊骨1具洗净，捶碎；肉苁蓉30克洗净，切片；与荜茇6克、草果2克共煮，去渣取汁。② 再用汤汁煮面羹，面熟后加适量葱、姜、料酒、盐等调味，勾芡成羹即成。

【功效】补肾强腰。

羊肉羹

【材料与做法】① 羊肉250克剔去筋膜，洗净后入沸水锅内焯，去除血水，捞出后切成1厘米大小的方块。② 白萝卜400克洗净，切片备用；草果、陈皮、高良姜、荜茇各3克洗净，用纱布袋装好并扎口；黑胡椒3克拍破；葱白3根切节；姜1块洗净，拍破备用。③ 将以上食材与羊肉同置砂锅中，注入清水，待大火煮开后改小火煨2～3小时，至肉熟烂，捞出纱布袋，除去姜块、葱节，略加盐调味即成。

【功效】温中补虚，散寒止痛。

归芪羊肉羹

【材料与做法】① 将当归、黄芪和党参各25克洗净，装入纱布袋内；羊肉500克洗净，切块。② 将上述食材一起入锅，锅内注入清水，加入适量姜片、料酒，待大火煮开后改小火炖至肉烂即成，食用时加入味精、盐调味即可。

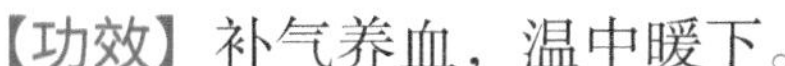

【功效】补气养血，温中暖下。

苁蓉羊肉羹

【材料与做法】① 肉苁蓉 30 克温水浸泡，洗净，切碎，入锅煮烂，取浓汁；② 羊肉 150 克洗净，切丁，放入苁蓉汁内，煮至羊肉烂，加适量葱白、姜片、淀粉、盐加入，继续煮 5 分钟即成。

【功效】温补气血，助阳益精，肥健人。

山药羊肉羹

【材料与做法】白羊肉 250 克去脂膜，切薄片；山药 250 克去皮，洗净，切丁；将上述食材放入锅中，加水适量，再放入适量葱段、姜片和虾米，以中小火煮至肉熟，加盐调味即可。

【功效】温肾健脾。

羊脏羹

【材料与做法】① 羊肝、羊肺、羊心、羊肾各 1 具洗净，切成 2 厘米大小的小方块，放入羊肚内。② 荜茇 30 克、草果 2 个、陈皮 6 克、胡椒 30 克、高良姜 6 克、葱 5 根冲洗干净，连同豆豉 30 克一起装入纱布袋内扎紧。③ 将羊肝、羊肺、羊心、羊肾和纱布袋一起装入羊肚内，用线将羊肚缝合。④ 将装有药物、羊杂的羊肚放入铝锅内，加水适量，放适量猪油、盐，锅置大火上煮开，移小火上炖熬，直至熟烂；捞起羊肚，拆去缝线，取出纱布袋；将羊肚等切小块，再放入汤中煮开即可。

【功效】补五脏，益精气。

白羊肾羹

【材料与做法】① 将白羊肾 2 对、羊脂 200 克洗净，切小块；

将肉苁蓉50克，陈皮、荜茇、草果、胡椒各10克洗净，装入纱布袋内，扎紧口后，与白羊肾、羊脂一起放入铝锅内，加适量清水。② 将铝锅置火上，待大火煮开后改小火炖，待羊肾熟透时，放入适量葱、姜、酵母面、生抽，如常法制羹即成。

【功效】壮肾阳，暖脾胃。

羊肝羹

【材料与做法】① 枸杞子30克冲洗后入锅，加水适量，用中火反复煎3次，共取汁2 000毫升。② 将羊肝1具、羊里脊肉100克分别去除筋膜，洗净；切成碎末。③ 将枸杞子汁煮开，下羊肝末、羊肉末，再加豆豉汁20毫升和水淀粉适量搅匀成羹，加葱白、盐、味精调味即可。

【功效】补肝阴，养肝血。

枸杞羊肝羹

【材料与做法】① 羊肝200克洗净，用适量料酒浸泡20分钟，取出剁成羊肝泥；枸杞子30克洗净备用。② 把锅置大火上烧热，加入植物油，烧六成热时，下入姜末、葱末爆香，加水250毫升，待水煮开后放枸杞子，改小火再煮5分钟后加入羊肝泥和盐拌匀，再煮5分钟即成。

【功效】养肝明目，益精补血。

羊乳山药羹

【材料与做法】① 山药100克去皮，洗净，切块后放在净锅中炒至微黄，然后研成细末；② 鲜羊乳200毫升倒入锅中煮开，加入山药末和少许料酒、葱花、盐，搅拌均匀即成。

【功效】益气滋阴，润胃补肾。

 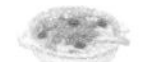

山药奶肉羹

【材料与做法】① 羊肉 250 克洗净，切小块；生姜洗净，拍碎，将生姜与羊肉放入锅中清炖半日（4 ～ 5 小时）。山药 100 克洗净，切块备用。② 以 2 ：1 的比例将羊肉汤和牛奶放在一起煮，待煮开后加入洗净的山药块，煮至山药熟烂后，加入少许盐即可。

【功效】温中补虚，益精补气。

羊乳饮

【材料与做法】先煮羊乳 250 毫升，待煮开后放入鲜竹沥水 20 毫升、蜂蜜 20 毫升、韭菜汁 10 毫升调匀即可。

【功效】温润，行痰，散瘀。

羊蜜膏

【材料与做法】① 先熬羊脂 150 克至沸腾，再下熟羊髓 150 克熬至沸腾。② 依次放入蜂蜜 150 克、地黄汁 150 克和适量生姜汁，不停搅拌，以微火熬数沸即成膏。每日空腹用温黄酒调 1 匙食用。

【功效】补肺益肾，除骨蒸热。

3. 暖胃羊肉粥

羊肝粥

【材料与做法】羊肝 50 克洗净，切小粒，与洗净的大米 100 克一起放入锅中，加入清水适量，煮为稀粥，待熟时调入适量葱末、姜末、花椒、盐，再煮 1 ～ 2 分钟即成。

【功效】补肝血，益精明目。

桑叶羊肝粥

【材料与做法】① 桑叶20克洗净，加水熬30分钟，去渣取汁；羊肝100克洗净，切小丁，加盐、淀粉拌匀，备用。② 另起锅，加桑叶汁煮开后再加入洗净的粳米100克，熬粥。③粥熟后加羊肝搅匀，继续煮至羊肝熟，再加入适量葱、姜末调味即可。

【功效】清肝明目，清肺润燥。

羊肝胡萝卜粥

【材料与做法】① 羊肝250克用清水洗净，沥水，切小丁，放入碗中，加黄酒、姜汁腌制10分钟；胡萝卜200克洗净，去外皮，切小丁。② 锅置大火上，加入适量大米和清水熬粥，粥成时加入胡萝卜丁继续熬煮。③ 另起一净锅置大火上，加入花生油烧热，下入葱末、姜末、蒜末炝锅，至出香味后，加羊肝丁、盐、味精略炒片刻，一起倒入粥锅里，继续煮15分钟即成。

【功效】补肝，养血，明目。

生姜羊肝粥

【材料与做法】① 羊肝100克去膜，洗净，切片；羊肉200克洗净，切片；生姜、大蒜、大葱洗净，剁成末备用。② 先将羊肝、羊肉放入油锅中炒熟，滤去油后，再放入姜末、蒜末、花椒粉、生抽及适量盐，翻炒几下，加水下米，先用大火将水煮开后改小火熬至粥熟，出锅前撒入葱花即可。

【功效】温胃止呕，补气养血。

羊瘦肉粥

【材料与做法】① 羊瘦肉250克洗净，切小片；粳米洗净。

② 锅内加入适量清水，置于中火上，羊肉和粳米一起放入，待煮开后，搅匀锅底，改小火熬 20 分钟，加盐调匀即可。

【功效】温补脾肾，御寒。

羊肉小米粥

【材料与做法】① 羊肉 100 克洗净，切小片；小米 100 克淘洗干净；生姜切碎末。② 羊肉和小米都放入锅里，加水煮熟，最后放入盐、姜末调味即可。

【功效】温补脾胃。

粟米羊肉粥

【材料与做法】先将精羊肉 100 克洗净，切细丝，与粟米 100 克共煮。待煮开后放入生姜末、葱白末、花椒、盐继续熬煮为粥即可。

【功效】益气温中。

黄羊肉粥

【材料与做法】① 黄羊肉 80 克洗净，切细丝；大米淘洗干净；山药 50 克和白扁豆 10 克洗净备用。② 将上述食材一起放入砂锅，加水煮熟即可。

【功效】健脾益胃。

生滚羊肉粥

【材料与做法】① 新鲜羊腿肉 500 克清洗好后速冻，冰切羊肉片；大葱、生姜清洗后切丝；羊肉片用适量葱丝、姜丝、生抽、糖和料酒腌制 2 小时以上。② 平菇 100 克清洗后切碎，连同大米一起熬粥。③ 山药 100 克去皮切块，上锅蒸熟 30 分钟，再将山药打成泥浆。④ 将山药泥浆加入粥内搅拌均匀，再下腌制好的羊肉片和洗净后的豌豆苗100克，让粥再煮2～3分钟即可。

【功效】暖肾健脾，温补元阳。

生姜羊肉粥

【材料与做法】① 生姜1小块去皮，洗净，切碎末；羊肉100克洗净，切小片；大米用清水洗净，备用。② 起一砂锅，锅内注入适量清水，待水煮开后下入大米，以小火煲20分钟。③ 下入羊肉片、姜碎末，加适量盐、鸡粉、胡椒粉，继续用小火煲30分钟即可食用。

【功效】补肾暖脾胃，散风寒，增食欲。

白茯苓羊肉粥

【材料与做法】① 大米100克淘洗干净；红枣5枚洗净，去核；羊肉80克洗净，切丁；白茯苓8克，黄芪、人参各4克洗净，切片。② 锅置小火上，放入白茯苓、黄芪、人参，加水适量煎煮40分钟，捞出药渣，放入羊肉、红枣、大米，加盐、胡椒粉调味，以中小火熬煮至粥黏稠即可。

【功效】补气开阳，温中暖下。

羊肉芡实粥

【材料与做法】① 羊肉150克洗净，切细片；莲子50克、芡实30克、大米200克过水，洗净；生姜洗净，切细丝。② 以上材料一起放入锅中，加入水适量，用小火熬制至粥烂，加少量生姜丝、盐即可。

【功效】补肾固精，健脾养胃。

羊肉窝蛋粥

【材料与做法】① 大米200克过水洗净，加适量清水熬煮

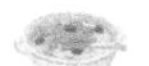

成粥；羊肉200克洗净，切小片；生姜去皮洗净，切细丝；芦笋100克洗净，切细丝备用。② 熬开粥底，加入羊肉片、姜丝，以大火煮3分钟；加入切好的芦笋，继续煮5分钟；再加盐、白胡椒调味。③ 盛出后在碗里敲进一颗鸡蛋即可。

【功效】清热，利水，通淋。

地黄羊肉粥

【材料与做法】① 羊肉100克洗净，去脂膜切细；粳米50克洗净；肉桂3克研为细末。② 生地黄30克洗净，加水熬汁约200毫升，备用。③ 取砂锅，锅内注入水适量，以水煮羊肉、粳米，临熟时放入地黄汁及肉桂末继续煮至粥熟，加五香粉、盐调味即可。

【功效】润肤养颜，补气益血，助阳健力。

当归红枣羊肉粥

【材料与做法】① 羊肉500克洗净，焯水后切细；当归50克洗净后装入纱布袋；红枣10枚洗净，去核；粳米150克洗净。② 净锅内加入适量清水，放入上述食材，待大火煮开后改小火煮至羊肉烂，捞出纱布袋，食粥即可。

【功效】活血，温通，补虚。

白果羊肉粥

【材料与做法】① 羊肾1个洗净，去臊腺、脂膜，切细丁；葱白洗净，切细节；羊肉50克洗净；白果10克、粳米50克洗净。② 将上述食材一起放入锅内，加水适量熬粥，待肉熟米烂成粥时即成。

【功效】补肾止遗。

肉苁蓉羊肉粥

【材料与做法】① 肉苁蓉 30 克、精羊肉 200 克分别洗净后切细；粳米 250 克淘洗干净。② 先用砂锅煎肉苁蓉，去渣取汁，再加入羊肉、粳米和水适量同煮，待水煮开后，加盐、生姜、葱白继续煮成稀粥即可。

【功效】补肾助阳，滋益精血，强筋壮骨，润肠通便。

归芪羊肉粥

【材料与做法】① 羊肉 300 克洗净，切片；当归、黄芪、白芍、熟地黄各 10 克分别洗净。② 将上述药材与 50 克羊肉，一起放入锅中，注入清水 2 000 毫升，煎至 1 000 毫升，去渣留汁于锅中。③ 粳米 100 克淘洗干净，连同羊肉 250 克和适量姜丝一起放入锅中，待大火煮开后改小火慢熬成粥，加盐、味精，淋芝麻油，调匀即可。

【功效】补益气血，扶正补虚。

枸杞羊肉粥

【材料与做法】① 将新鲜羊肾 50 克剖洗干净，去除内膜，切细；羊瘦肉 100 克洗净，切碎。② 枸杞子叶 250 克洗净，加水煎汁去渣，同羊肾、羊肉、葱白及适量粳米一起煮粥。③ 粥成后加入盐少许，稍煮即可。

【功效】滋肾阳，补肾气，壮元阳。

羊肉小米粥

【材料与做法】① 羊肉 500 克洗净，切小块；山药 50 克去皮洗净，切丁；小米 100 克、枸杞子 10 克洗净备用。② 起一净锅加水适量，将上述食材一起煮成粥即可。

【功效】助元阳，益精血，补虚劳。

枸杞羊肉麦仁粥

【材料与做法】① 枸杞子 20 克洗净；羊肉 75 克洗净，切丁，用适量料酒、葱汁、姜汁、盐、湿淀粉拌匀，腌制入味上浆。② 小麦仁 100 克、粳米 100 克淘洗干净，下入清水锅中，待大火煮开后改小火煮到微熟。③ 粥锅内加入少许料酒、葱汁、姜汁，再下入羊肉丁继续煮至熟烂，后下枸杞子煮至汤汁浓稠，加味精、盐、胡椒粉稍调味，出锅装碗即成。

【功效】补虚益气，温中暖下。

羊肉桂圆粥

【材料与做法】① 羊肉 100 克去筋膜，洗净，切片；桂圆 30 克去核；粳米 100 克洗净备用。② 将羊肉同淘洗净的粳米、桂圆一起放入锅中，倒入适量清水，置大火上煮，待水开后改小火继续煮，待粥熟肉烂即成。

【功效】调经补血，开胃健身，驱寒强体。

羊肉糯米粥

【材料与做法】① 羊肉 200 克洗净，切块；糯米 100 克淘洗干净。② 将上述食材一起放入砂锅中，注入清水适量，待水煮开后改小火慢熬，至粥将成时再将生姜、葱白洗净切碎放入，继续熬至粥成，加盐，淋芝麻油略调味即可。

【功效】补肾温阳。

羊肉淡菜粥

【材料与做法】① 干淡菜 45 克用热水浸泡软后，剪洗干净，备用。羊肉 150 克洗净，放入沸水锅内焯后捞出，清水洗净，切小块，放入盆内，加料酒、胡椒粉、生抽、姜丝拌匀，腌制入味，备用。② 粳米 100 克淘洗干净，放入煮锅内，加水适量，置大火上煮开，倒入羊肉块、干淡菜，改小火熬煮至粥熟时，加盐、味精调味即可。

【功效】补肾益肝，益血填精，壮阳强心。

羊肉山药粥

【材料与做法】① 粳米 60 克淘洗干净；羊肉 30 克洗净，切成末；山药 40 克去皮，切块备用。② 锅置火上，加水煮开，加入粳米和山药块煮 20 分钟，再加入羊肉末继续煮 10 分钟，出锅前加盐、味精、姜丝即可。

【功效】滋阴壮阳，益肾。

羊肉黑豆大米粥

【制法】① 羊瘦肉 100 克先放入沸水中焯后去除血水，捞出冲洗干净，晾凉后切薄片；黑豆 10 克、粳米 100 克一起洗净备用。② 锅内加入适量清水，置于中火上，羊瘦肉、黑豆和粳米一起下锅，待煮开后搅匀锅底，改小火熬 25 分钟，加盐、葱花即可。

【功效】益气补虚，温中暖下。

羊肉补气粥

【材料与做法】① 羊肉 60 克洗净，入沸水中焯后去除膻味，捞出沥干，切碎；山药 50 克去皮洗净，切丁；冬瓜 40 克去皮及瓤洗净，切小块；大米 80 克淘洗干净。② 砂锅置火上，加入适量清水，下入大米，待大火煮开后改小火熬煮粥至米熟，放入羊肉、冬瓜、山药，煮至烂熟，加盐、鸡精调味即可。

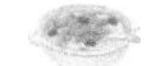

【功效】补气温阳。

羊骨葱姜粥

【材料与做法】取新鲜羊骨 1 000 克洗净，锤碎，加水煎汤，然后取汤代水，与淘洗干净的大米 100 克煮粥，待粥将成时加入适量细盐、生姜、葱白，稍煮 2 ～ 3 分钟即可。

【功效】补肾气，强筋骨，健脾胃。

羊骨粥

【材料与做法】① 羊腿骨 4 根洗净备用；生姜 1 块洗净，拍碎；陈皮 5 克洗净；大米 100 克淘洗干净。② 起一净锅，锅内加入适量清水，待水煮开后下入大米、羊骨、生姜、陈皮，以大火再次将水煮开后改小火熬 40 ～ 50 分钟。③ 出锅前捞出姜块和陈皮，放少许盐调味即成。

【功效】温胃补肾，强健筋骨。

苁蓉羊骨粥

【材料与做法】① 肉苁蓉 30 克、菟丝子 3 克洗净，加水煎汁备用。② 羊连尾脊骨 1 条洗净后加水 2 500 毫升，煮开煎至 1 000 毫升，放入淘洗干净的粳米 60 克，煮粥。③ 粥欲熟时，加入葱末、姜片、料酒继续煮至粥熟，再加入肉苁蓉和菟丝子汁煮 1 ～ 2 分钟，加适量盐搅匀即可。

【功效】补肾助阳，滋益精血，强筋壮骨。

红枣羊骨糯米粥

【材料与做法】① 糯米 100 克清洗干净，用凉水浸泡 3 小时，捞起，控干水分；红枣 10 枚洗净，除去枣核；羊骨头 400 克清洗干净，敲成碎渣。② 起一净锅，加适量清水，放入羊骨，待大火煮开后改小火熬煮约1小时，滤掉羊骨，保留汤汁。③在羊骨汤内添加糯米、红枣，继续熬煮至糯米软烂，在粥内放入葱末、生姜末、盐调味，再稍焖一会儿即可。

【功效】健脾益气养血，养血补肾壮阳，健骨固齿。

羊肾粥

【材料与做法】① 羊肾100克切开，去除白色筋膜、臊腺，切丁，清洗干净，放入锅内，加入清水，煮开成汤。② 将淘洗干净的粳米200克倒入羊肾汤内，待大火煮开后改小火煎熬20～30分钟至粥熟，酌加少量盐、味精、姜末调味即可。

【功效】补肾益气，养精填髓。

猪羊鹿肾粥

【材料与做法】将猪、羊、鹿肾各50克洗净，切碎，与粳米100克一起煮粥，粥成后，加适量葱末、姜末、胡椒粉、盐等调味即可。

【功效】补肾益气，壮阳益精。

补肾韭菜粥

【材料与做法】① 羊肾1对洗净，对半切开，去除白色筋膜、臊腺，切丁；羊肉100克、韭菜150克洗净，切碎；枸杞子30克、粳米100克淘洗干净，备用。② 将羊肾、羊肉、枸杞子、粳米放锅内，加水适量，以小火煮粥，待快煮时放入韭菜，再煮2～3分钟即可。

【功效】补肾壮阳。

羊肾枸杞汁粥

【材料与做法】① 羊肾1个切开，去除筋膜、臊腺，洗净，

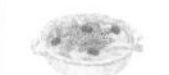

切碎；羊肉 60 克洗净，切碎；枸杞子叶 250 克洗净。② 起一净锅，注入适量清水，先煮枸杞子叶，去渣取汁。③ 用枸杞子叶汁同羊肾、羊肉、粳米、葱白煮粥，粥成加盐调匀，稍煮即可。

【功效】温肾阳，益精血，补气血。

羊肾人参粥

【材料与做法】羊肾 1 个，人参 20 克，粳米 200 克，生姜片、盐各适量。

【材料与做法】① 羊肾 1 个去除外表脂膜，平切成两片，再去除白色筋膜、臊腺，洗净，切为碎末；人参 20 克洗净后剁为碎末；粳米 200 克洗净备用。② 将以上食材一起放入砂锅内，加入水及姜末适量，待大火煮开后改小火煮 1 小时，待粥熟烂后，加盐即可。

【功效】益气健脾，温肾助阳。

山楂羊心粥

【材料与做法】① 山楂 10 克洗净，去核，果肉切片；粳米 100 克洗净备用。② 羊心 100 克洗净，切片，焯水后捞出沥水。③ 另起一净锅，锅内加入清水适量，一起放入羊心、山楂和粳米，待煮开后搅匀锅底，改用小火熬 30 分钟，加盐调匀，装入碗内即可。

【功效】开郁散结，清心除烦，消食化滞。

羊心枣仁粥

【材料与做法】① 酸枣仁 10 克洗净后加水煎半小时，取汁备用；羊心 1 个洗净，切片；大米 100 克淘洗干净。② 起一净锅置于火上，用酸枣仁汁煮粥，粥将熟时加入羊心继续煮至肉熟即可。

【功效】补心养血安神。

4. 煨炖羊肉煲

党参煨羊肉

【材料与做法】① 党参 5 克洗净；莲藕 50 克洗净，切块；生姜 1 块洗净后拍碎；大葱 10 克择洗后切段；羊肉 1 000 克切成 2 厘米大小的方块，清水洗净后焯水备用。② 将焯水后的羊肉放入砂锅内，加入清水约 1 500 毫升，同姜片、葱段、盐、料酒、党参、八角茴香一起入锅，待大火煮开后改小火煨 4 小时，至汁浓肉烂，加入莲藕再煨至莲藕熟透，去葱段、姜块、八角茴香即可。

【功效】活血补血，泽肤肌肤，调经止痛，润肠通便。

锁阳煨羊肉

【材料与做法】① 锁阳 10 克、生姜 3 克洗净，切片备用；羊肉 200 克洗净，切块，焯水后捞出备用；香菇 5 朵洗净，切丝。② 以上材料入锅，加水，待大火煮开后改小火慢煮 50 分钟，加盐、味精调味即可。

【功效】敛精强精，补肾止遗。

羊肉煨大蒜

【材料与做法】① 羊肉 250 克洗净，切块；大蒜 50 克去皮，洗净备用。② 起一净锅，放入羊肉、大蒜，加水适量，待大火煮开后改小火慢煮至肉熟烂，加盐调味，出锅加葱花、香菜即可。

【功效】暖腰膝，补肾气。

水盆羊肉

【材料与做法】① 羊腩 1 000 克洗净，切大块，加入料酒，焯水去除血沫，捞出后用清水洗净备用。② 将花椒 5 克、桂皮 2 段、草果 3 个、肉豆蔻 5 颗、小茴香 10 克、高良姜 40 克、八角茴香 2 个一起用纱布包好做成香料包。③ 锅内加足量水，放入焯水好的羊腩及香料包，待大火煮开后改小火炖 2 个小时，炖成羊肉汤羹。④ 另起锅，在锅内放入适量的泡发后的粉丝、葱花、香菜，浇入炖好的羊肉汤羹，待煮开后用小火煨 2 ～ 3 分钟，加适量的盐即可。⑤ 烙饼：用面粉 250 克、盐 6 克、温水 150 克一起和好面，静置让面团饧发 20 分钟；擀成小饼胚，电饼铛烙至两面金黄，搭配羊肉汤羹食用即可。

【功效】开胃护胃，增进食欲。

虾仁煨羊肉

【材料与做法】① 羊肉 300 克洗净后切块，虾仁 30 克洗净。② 炖锅内加水适量，放入羊肉、虾仁和适量生姜一起煨炖至羊肉熟烂后加盐调味即可。

【功效】补益脾肾。

红焖羊腿肉

【材料与做法】① 羊腿肉 500 克洗净，改刀切成 3 厘米大小的块状，放入沸水锅内焯后撇净血沫，捞出沥干水分。② 炒锅内放油适量，放入葱段、姜片和蒜瓣爆香，加入豆瓣酱 2 勺，煸炒出红油，放入焯水后的羊腿肉，倒入和肉平齐的水，再加入生抽和老抽各 20 毫升、红曲粉 5 克，适量的盐、糖，翻炒均匀后关火。③ 将炒锅中的羊肉倒入高压锅中，放入五香粉拌匀，盖锅盖，待大火煮开后改小火压25分钟。放气后，打开锅盖，加香菜段即可。

【功效】温补气血，促进新陈代谢，增强免疫力，改善畏寒症状。

清蒸羊肉

【材料与做法】① 山药400克去皮洗净，切块，盛入蒸碗内；羊肉500克去除白膜洗净，切块，盛入盆内，加料酒、生姜汁、五香粉、生抽拌匀腌制入味。② 将腌制过的羊肉一片挨一片，整齐排列在生山药上，掺入适量的羊骨汤、味精、葱结，以大火将水煮开，将蒸碗置蒸屉内蒸1.5小时，待肉熟烂时加枸杞子，盖锅盖继续焖5分钟即可。

【功效】健脾长肌，温阳强身。

故纸[1]蒸羊肉

【材料与做法】① 将茯苓、补骨脂各20克洗净后分别研成细粉备用；生菜30克洗净，切细丝。② 羊肉250克洗净，切块，放沸水锅内焯后捞出，放入盆内，加入适量补骨脂细粉、姜、葱、生抽、盐、胡椒粉、白砂糖、料酒拌匀腌制30分钟。③ 腌制后的羊肉块沾上茯苓细粉后放入蒸盆内，密封盆口，蒸至羊肉熟透后取出，用生菜丝点缀即可。

【功效】益肾壮阳，续筋接骨。

粉蒸羊肉

【材料与做法】① 将带皮羊腿肉250克洗净，切小块；姜、蒜洗净后拍碎，剁成泥；葱洗净，切葱花；香菜洗净，切小段备

1 故纸，即补骨脂。

用。② 将切好的羊肉放入大碗，加入适量郫县豆瓣、生抽、老抽、菜籽油、醪糟汁、姜泥、蒜泥抓匀腌制半小时。③ 将蒸肉米粉加入腌制好的羊肉中拌匀。④ 将腌制拌匀的羊肉片均匀的码放在高压锅蒸屉中，调制好限压阀，大火蒸至上汽后，改小火再继续蒸 30 ～ 40 分钟。⑤ 羊肉蒸熟后，待高压锅气压排尽后揭盖，取出蒸屉，翻扣在盘内，加花椒粉、葱花、香菜、芝麻油，拌匀即可食用。

【功效】暖肾健脾，温中散寒。

滋补蒸羊肉

【材料与做法】① 羊肉 500 克洗净，剁成块；党参 10 克切段，洗净；红枣 10 枚、枸杞子 10 克泡透；生姜 1 块洗净，切片。② 锅内加水，待水煮开时放入羊肉块，焯水后捞起洗净备用。③ 在汤碗内放入羊肉块、生姜片、党参段、红枣、枸杞子、盐、味精、白砂糖、胡椒粉、料酒，倒入清水，放入蒸锅蒸 2 小时即可。

【功效】补气健脾，温肾散寒。

蜜枣羊肉

【材料与做法】① 蜜枣 500 克去核，用橘饼 75 克作核；净羊肉 1 000 克洗净，切块；莲子 50 克洗净，掰成两半。② 羊肉块焯水、沥干，下入八成热油锅中过油后捞出。③ 莲子摆碗内，周围摆蜜枣，上面放羊肉，撒白砂糖放蒸屉蒸 3 小时后，扣入盘中，淋熬过的蜂蜜即成。

【功效】补益肺肾，止咳化痰。

带花羊头

【材料与做法】① 将羊头1只剔净羊毛，洗净；羊腰、羊肚、羊肺各1具洗净；生姜1块洗净，拍破。② 将上述食材一起放入铝锅内，加水适量，用大火煮熟，捞起羊头、羊腰、羊肚、羊肺，切成2厘米大小的小方块，再放入铝锅中。③ 将鸡蛋打入羊肉锅中煮熟，再放盐、味精、胡椒粉、醋即成。

【功效】温补五脏。

桂枝羊排煲

【材料与做法】① 桂枝10克洗净，切段；木耳20克泡发，撕片；红枣5枚、香菜2～3根分别洗净；葱切段，姜切块，蒜切片。② 羊排100克洗净，切块，锅中加水，下葱段、姜块，待大火煮开后放入羊排，加料酒，待羊肉焯至变色后捞出，用凉水冲洗后控干水分备用。③ 锅置火上，倒入植物油烧热，八成热时下姜块、蒜片爆香，倒入羊排翻炒，加生抽、老抽、盐、味精调味，炒至羊肉全部上色后盛出备用。④ 起一砂锅，倒入少许植物油，烧热后下姜块爆香，倒入羊肉，加适量清水，待大火煮开后加桂枝、红枣、木耳、八角茴香、花椒，改小火慢炖1.5小时，出锅前加少许香菜即可。

【功效】温经通脉，养血活血。

养生山药羊排煲

【材料与做法】① 适量丝瓜、冬笋、山药、胡萝卜分别洗净，切块；红尖椒少许洗净，切圈；羊排300克洗净，切块，放入沸水锅中焯后洗净并控干水分。② 锅中倒入植物油，油热后下羊排翻炒，加葱末、姜片、老抽、八角茴香、花椒水、料酒

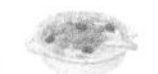

继续翻炒至肉变色。③ 锅中添入适量热水，以大火炖，待羊排炖至九分熟时加丝瓜、冬笋、山药、胡萝卜继续焖，并加盐调味，炖熟后撒上红尖椒圈即可。

【功效】温肺补脾。

养生羊排煲

【材料与做法】① 羊排 500 克洗净，切块，冷水下锅，待水煮开后去除浮沫，取出羊排洗净并控干水分。② 另起砂锅，锅内注入适量冷水，羊排下锅，并放入适量草果、枸杞子、去核红枣、花椒、黄芪，待水煮开后改为小火煮 1.5 小时，待羊排肉熟烂后加盐调味即可。

【功效】补气助阳，温通活络，补血祛风止痛。

药膳煲羊排

【材料与做法】① 羊排 600 克洗净，放入沸水中焯后去除血沫，捞出以冷水洗净；当归 10 克、川芎 10 克、黄芪 15 克、熟地黄 1 片、陈皮 10 克、桂皮 5 克、肉桂 5 克、枸杞子 10 克分别用冷水冲洗去除杂质后并装入纱布袋中（枸杞子除外），备用。② 热锅，放入芝麻油、姜片爆香后，放入焯水后的羊排炒香，再加入米酒翻炒至入味。③ 起一砂锅，放入纱布袋，加水适量煮至沸腾。④ 将炒好的羊排倒入砂锅中，待大火煮开后改小火煮约 1.5 小时，放入枸杞子继续煮 10 分钟，捞出纱布袋，加盐调味即可。

【功效】养阴补虚，润肺补肾。

参归羊排炖芸豆

【材料与做法】① 将芸豆 200 克择洗干净备用；羊排 600 克

剁成段，放入沸水锅中焯后捞出洗净，沥干水分。② 砂锅内加入水足量，放入当归 10 克、党参 10 克、女贞子 5 克，以小火熬浓，捞出药渣，留汁；再下入羊排、葱段、姜片、料酒，以小火炖至羊排九成烂，再放入芸豆，加盐、鸡精、白糖炖至熟透，加味精即成。

【功效】健脾益肾。

羊腩药膳煲

【材料与做法】① 带皮羊腩肉 500 克洗净，切大片，将羊肉和生姜 2 片一起放入锅中，加入清水，置火上，待大火煮开，撇净血沫，捞出羊肉洗净，沥干水分。② 在砂锅中倒入适量清水，放入焯水后的羊肉及适量姜片，待水煮开后改小火继续煮 1 ～ 2 小时。③ 煮羊肉的同时，分别将党参 10 克、黄芪 15 克、红枣 5 枚、当归 15 克刷洗干净，桂圆 8 克去掉外壳和内核，取用桂圆肉。④ 将处理好的药材放入羊肉汤中，继续炖 1 小时左右至羊肉软烂，放入枸杞子 10 克，再煮约 10 分钟，最后加盐调味即可。

【功效】调和脾胃，补血，降血压。

黄芪炖羊肉

【材料与做法】① 红枣 10 枚洗净，去核备用；黄芪 30 克洗净，切片，装入洁净的纱布袋；羊肉 400 克洗净，切片；陈皮 1 片洗净备用。② 炒锅上火，下油，油热后放入生姜、羊肉片共炒 2 分钟后，加入黄酒、生抽、盐和适量的水，烧 10 分钟后将羊肉转入砂锅内，加黄芪、红枣、陈皮和适量的水，待大火煮开后改小火煨 1 小时至肉熟烂，捞出纱布袋，加少许味精调味即可。

【功效】温肾壮阳，补益气血。

莲藕炖羊肉

【材料与做法】① 莲藕 1 节去皮，洗净，切块；羊肉 1 000 克洗净，切块备用。② 砂锅内加入适量清水，将羊肉块放入锅中，待大火煮开后去除浮沫，再放莲藕块和适量葱段、姜片、蒜瓣、花椒、老抽、盐，改小火炖 1 个小时即可。

【功效】温补脾胃，降逆止呕。

椰奶咖喱炖羊肉

【材料与做法】① 羊肩肉 300 克洗净，切小块置于碗中，加椰蜜 20 克及适量盐抓匀腌制 10 分钟；洋葱和马铃薯各 100 克洗净后切丁备用。② 冷锅放入冷萃椰子油 20 毫升，油热后，下洋葱爆香 2 ～ 3 分钟，再放入马铃薯丁继续翻炒约 5 分钟。③ 将羊肉块放进锅中，倒入椰奶 400 毫升，加适量咖喱粉、胡椒粉和月桂叶，盖锅盖焖 40 分钟，待羊肉熟透即可。

【功效】温胃健脾，美容养颜。

虫草羊肉煲

【材料与做法】① 羊肉 300 克洗净，切块；冬虫夏草、枸杞子各 10 克用清水浸泡，洗净；姜洗净，切片。② 汤煲置火上，加水适量，下入羊肉、姜片，待大火煮开后放入冬虫夏草、枸杞子煲 2 小时，加盐调味即可。

【功效】温补肝肾，益精壮阳。

羊肉白菜粉丝煲

【材料与做法】① 羊肉 500 克洗净，切块，焯水后捞出，沥干水分备用。② 粉丝 100 克泡发；白菜叶 5 大片洗净切小块；

蒜4～5瓣去皮，洗净，拍扁；香葱洗净，打成结；蒜叶洗净，切蒜花。③热锅下油，放八角茴香、香叶、花椒、干辣椒、小茴香、生姜片爆香，再倒入羊肉翻炒，加入料酒、生抽、老抽、冰糖，葱结，加沸水没过羊肉，以中小火炖50分钟左右。④待羊肉熟烂后，挑出葱结，加盐调味，放入粉丝和白菜焖炖5分钟，待粉丝白菜炖熟后，起锅撒蒜花即可。

【功效】益胃生津。

酸菜粉丝羊肉煲

【材料与做法】①酸菜1片洗净，切细丝；大白菜150克洗净，切丝；粉丝100克剪断，放入清水中浸泡至软，备用。②带皮羊腩肉500克洗净，切大片，将羊肉和姜片一起放入沸水锅中汆烫后捞出，洗净并沥干水分。③在砂锅中倒入水适量，放入焯水后的羊肉和姜片，待煮开后改小火煮2～3小时，直至羊肉软熟。④起一炒锅，锅中倒入适量植物油，烧热，放入花椒炒香后再倒入酸菜丝煸炒3分钟，加清水，使水面刚刚没过酸菜，以大火煮至沸腾，然后连酸菜带水一起倒入煮好的羊肉汤中，待大火煮开后改小火继续煮半小时。⑤锅内加白菜丝和粉丝，煮至熟透，熄火，加盐调味即可。

【功效】温胃暖中，开胃健脾。

羊肉山药煲

【材料与做法】①羊肉500克洗净，切块后放入砂锅，加清水适量和八角茴香1颗，姜3～4片，待大火煮开后改小火煲4小时，捞出羊肉，留汤汁备用。②山药200克去皮，洗净后切条；胡萝卜300克洗净，切条；蒜薹100克洗净，切段。③将

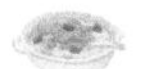

山药和胡萝卜铺砂锅底，再铺上羊肉，撒上蒜薹，倒入三大勺生抽，再加入一勺羊肉汤（约200毫升），待大火煮开后改小火慢炖20～30分钟即可。

【功效】温补散寒，健脾益气，健胃消食。

黑山羊牛蒡煲

【材料与做法】①黑山羊肉500克切块，焯水去除血沫；牛蒡子50克洗净备用。②锅内加入足量的水，放入焯水后的羊肉，再加入牛蒡子和姜片，待大火煮开后改小火慢煲2～3小时，至汤色浓白即可。③出锅前加盐，撒葱花即可。

【功效】补肾养血，滋阴润燥，健脾益胃，助消化。

薏苡仁苓术羊肉煲

【材料与做法】①羊肉500克、羊脊骨4块放入沸水锅里焯后去除血沫，捞出用清水洗净；薏苡仁50克、茯苓片25克、苍术10克分别洗净备用；白萝卜500克洗净，切块备用。②起一砂锅，加入适量清水，再放入焯水后的羊肉、羊脊骨，加姜片、苍术、花椒、茯苓片、薏苡仁、白萝卜，待大火煮开后加入盐、白胡椒粉、料酒，改小火炖60分钟。③待羊肉炖熟，出锅前加鸡精，撒上葱末即可。

【功效】祛湿散寒，健脾胃。

姜丝羊肉炉

【材料与做法】①羊肉600克洗净，切片；白萝卜400克洗净，切片；卷心菜1/3个洗净，切细丝；枸杞子适量洗净备用。②热锅下油，下羊肉片、姜丝后快炒，然后炝入米酒。③将炒好的肉片放入砂锅内，加水适量，煮至肉熟，然后放枸杞子、姜丝、卷心菜及白萝卜片，继续焖煮约 30 分钟，出锅调味即可。

【功效】温胃散寒。

番茄时蔬炖羊腿

【材料与做法】① 将肉桂粉 5 克、姜黄粉 5 克、小茴香粉 5 克、红椒粉 6 克、黑胡椒粉 6 克、孜然粉 5 克和适量的橄榄油、盐调制成腌料；羔羊腿 1 只洗净，切块，先用腌料腌制 1 小时。② 洋葱 250 克、彩色甜椒 50 克、番茄 300 克（或番茄罐头 1 罐）洗净，切块备用；小马铃薯 10 个（约 150 克）洗净，去皮，较大的切块；胡萝卜 300 克去皮，洗净，切块。③ 热锅烧油，放入腌制好的羔羊腿，煎至上色后起锅备用；利用锅内剩余的油脂炒香洋葱块；待洋葱炒至透明状时，加入番茄拌炒至番茄出沙后，依序加入彩色甜椒、马铃薯、羔羊腿、胡萝卜，盖上锅盖，待煮开后改小火炖约 50 分钟，待羊肉炖至熟烂即可。

【功效】开胃健脾，补益气血，美容养颜。

菊花羊肉火锅

【材料与做法】① 菊花 30 克用温水浸泡 5 分钟后捞出备用；羊肉 500 克洗净，切片；白菜 400 克、筱麦菜 300 克分别洗净，摘段；香菇（去蒂）150 克洗净后对半切开；藕 100 克洗净，切厚片；豆腐 200 克切片。② 草鱼 1 500 克去鳞切杀后剔出大部分鱼肉备用，将剩下的留有少量鱼肉的鱼骨和姜片放入锅中，加水适量，煮开约 30 分钟，捞取鱼骨，把汤舀入火锅内作为锅底，加入菊花煮开约 2 分钟，再将备好的食材煮熟即可。③ 酱料的调制：芝麻酱 2 勺加清水调开，再加甜面酱 1 勺、花椒油 1 勺、韭菜花半勺、腐乳半块、辣椒油适量，调匀即可。

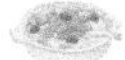

【功效】健脾益胃，养肝明目。

人参羊肉火锅

【材料与做法】① 羊肉 1 000 克入沸水锅内焯透后捞出。② 另起一锅，将焯水后的羊肉放入锅内，加足量的水，放入料酒 20 克、调料包（内装花椒、八角茴香、陈皮各 4 克，桂皮 5 克，香叶、丁香各 1 克）、葱段、姜片煮至熟烂捞出，再将羊肉切小块，备用；水发腐竹 150 克、香菜 20 克洗净，切段；白菜 150 克洗净，切小片；木耳 75 克泡发后漂洗干净。③ 羊骨汤入锅内，放入洗净的人参 20 克，以小火煮 10 分钟倒入火锅中，下入羊肉块，再依次下腐竹、木耳、白菜，加料酒、盐、白砂糖、葱、姜汁、味精、芝麻油，煮开后放入香菜，配辣椒油、卤虾油等即可。

【功效】补气健身，增强免疫力。

5. 鲜香羊肉菜

韭菜炒羊肉

【材料与做法】① 韭菜 250 克洗净，切段；羊肉 500 克洗净，切丝，将盐、料酒拌入羊肉内。② 热锅烧油，加入羊肉翻炒至将熟时放入韭菜同炒至肉熟即可。

【功效】温补脾肾，益气补虚。

韭菜炒羊肝

【材料与做法】① 韭菜 100 克去杂质洗净，切段备用；羊肝 150 克切片，加葱、姜、盐调味。② 将上述食材共放入铁锅内以大火炒熟即可。

【功效】温肾调经止带。

羊肉炒葱头

【材料与做法】① 将羊瘦肉 200 克切丝，洗净备用；葱 100 克洗净，切段；姜洗净，切丝，备用。② 热锅下油，加花椒、辣椒，炸焦后捞出，放入羊肉丝、葱头、姜丝煸炒，加入适量盐、味精、醋、黄酒调味，熟透收汁即成。

【功效】温阳化湿，祛痰利水。

白蔻烧羊肉

【材料与做法】① 羊肉 400 克洗净，切成 2 厘米大小的肉丁；葱、姜洗净，姜切片，葱切段，备用。② 锅内加入适量清水，以中火煮开，下入羊肉，焯水后捞出沥水。③ 炒锅内加入适量的植物油，放在中火上，当油温烧至五成热时，先下入姜片、葱段、白豆蔻、八角茴香、桂皮、香叶等炒香，再放入羊肉，煸干水分，加老抽炒上色，再加入适量的清水，盖上锅盖，待煮开后加盐、味精、冰糖、胡椒粉和料酒搅匀，用小火煮 30 分钟至羊肉软糯即可。

【功效】温阳化湿。

葱爆羊肉片

【材料与做法】① 羊肉 150 克洗净，切片；葱 200 克择洗干净，切小段；适量生姜、蒜去皮，洗净，切碎。② 炒锅置火上，入油烧至五成热，放入生姜、蒜爆香，下入羊肉翻炒至变色，再加料酒、生抽、葱、蒜、盐，翻炒至熟，淋入芝麻油翻炒均匀即可。

【功效】补益气血，温中养胃。

扁豆羊肉丝

【材料与做法】① 将羊肉200克洗净，切丝；扁豆200克摘去筋，洗净，切丝，投入沸水锅内烫煮后捞出，放在凉水中过凉，再捞出沥水。② 炒锅上火，放入芝麻油、花椒，炸出香味时将花椒捞出不用，放入羊肉丝、葱丝、姜丝，煸炒至肉丝断生，烹入黄酒，加扁豆丝、盐、味精、白砂糖、蒜末翻炒入味，用水淀粉勾芡，出锅即成。

【功效】健脾补中，补益气血。

远志羊心

【材料与做法】① 远志20克焙干，碾成细粉；羊心500克洗净，切柳叶片，放入碗内，加盐、味精各1克，花椒油5毫升，芝麻油2毫升，腌制片刻，加入水淀粉拌匀上浆备用；另取小碗，加入白砂糖、远志粉、盐、黄酒、花椒油、味精，调成味汁，备用；水发香菇6朵，洗净杂质，切薄片，备用；香菜适量，择洗干净后切段。② 起锅点火，放入菜籽油烧至四成热，放入腌制好后的羊心片划散，再捞出控油。③ 锅内留底油，放入葱花、姜末稍炸，加入蒜末煸香，再放入羊心片，香菇翻炒片刻后，烹入调好的味汁继续翻炒至收汁，投入香菜段略炒，出锅前淋上芝麻油即成。

【功效】养心解郁，安神益智。

酱醋羊肝

【材料与做法】① 羊肝500克洗净，切薄片，外裹淀粉。② 起一净锅，待锅热后倒入植物油适量，待油温升至200°C左右时，将羊肝下入锅内爆炒，烹以生抽、醋、白砂糖、料酒、生姜、葱，炒至嫩熟即成。

【功效】养肝明目。

羊肝胡萝卜

【材料与做法】① 将胡萝卜 50 克洗净，切成象眼片，用开水烫后捞出备用；取一只小碗，加入生抽、盐、白砂糖、黄酒、味精调成味汁；羊肝 300 克洗净，切柳叶片，放入碗内，加入淀粉 7 克拌匀。② 炒锅内放入菜籽油烧至六成热，再放羊肝片稍炸后捞出沥油。③ 锅内留底油，放入葱花、姜末、蒜末煸香，再放羊肝片、胡萝卜片翻炒 2 分钟，倒入味汁炒匀，出锅前加香菜段，淋上芝麻油，出锅装盘即可。

【功效】补益肝肾，明目。

苋菜爆羊肝

【材料与做法】① 苋菜 150 克洗净，切条；羊肝 200 克洗净，切片。② 羊肝内加少许葱、生姜水、米酒、芡粉混匀腌制数分钟以去除膻味。③ 锅中下油，将羊肝炒至六成熟，加蒜、葱、生姜水继续煸炒，加盐调味，待羊肝将熟时放苋菜翻炒均匀至熟即可。

【功效】补虚锁精。

炸羊腰子

【材料与做法】① 将羊腰 500 克除去外层脂膜，洗净。② 锅置火上，加入适量卤汁，将羊腰投入卤锅中煮烂捞出，使其晾凉，然后顺羊腰纵切成 4 片[1]备用。③ 炒锅置火上，加植物油

1 本食谱中羊腰一剖 4 片，为西北“炸羊腰”风味菜式格局。此外，羊腰的处理方法也可以参考以下方式：羊腰纵向片开，去净腰腺，焯水后卤至酥烂，再油炸，可使羊腰味美不膻。

烧至八成热，将切好的腰子投入漏勺，炸酥捞出，淋芝麻油盛盘，撒椒盐食用即可。

【功效】补肾，益精，助阳，止虚汗。

羊肝排叉

【材料与做法】① 将花椒炒焦，擀成细面，与盐混合，备用；羊肝200克洗净，切成长约7厘米、宽约0.3厘米的薄片；面粉用15毫升清水调成稠糊；豆腐皮100克切成两半，然后分别将豆腐皮铺平，均匀地涂上面糊，铺上羊肝，铺完后将余下的面糊铺排在羊肝上按实，并切成长3厘米、宽7厘米的长方形块，然后将每块豆腐皮夹肝，顺着长边在中间划上3刀，中间一刀划长些；取豆腐皮夹肝的一头从中间的划口插进去，形成排叉状。② 油锅置火上烧至七成热，放入羊肝排叉，炸时不要翻动，以免羊肝溢出，炸至豆腐皮呈金黄色时捞出，装盘即成，佐餐食用。

【功效】健脾生血，补血养阴，止血止痛，补益五脏。

玫瑰花烤羊心

【材料与做法】① 玫瑰花50克用清水洗净，放入锅中，加适量清水和盐，煮数分钟，备用。② 羊心100克用清水洗净，切小块穿在烧签上，边烧边蘸煮过的玫瑰水，反复在明火上烧炙，烧熟即成。

【功效】补心安神。

叉烧羊肉

【材料与做法】① 羊肉300克洗净，切成5厘米左右的羊肉片。② 将适量的老抽、黄姜粉、五香粉、黑胡椒粉和料酒拌入羊肉，放冰箱腌制一晚上。③ 烤羊肉前先将腌制的羊肉从冰箱取出，回温。④ 设定烤箱温度为 280 度，放入腌制好的羊肉于烤盘上烤 1 小时，拿出，再将羊肉两面继续用小火烤制 10 分钟。⑤ 烤好的羊肉静置 10 分钟后取出，切小片即可食用。

【功效】益气补虚，补血助阳。

红烧羊肉

【材料与做法】① 羊肉 600 克洗净，冷水入锅，以大火煮开后捞出冲洗干净，切小块；胡萝卜 100 克洗净，切块备用。② 羊肉中的肥肉部分单独切小块，将锅烧热后放入肥羊肉，以小火慢慢榨出油，将油渣捞出后，加入适量冰糖加热至融化。③ 当冰糖浆微红时，放入切好的羊肉块翻炒，加入料酒、生抽、老抽翻炒，使羊肉均匀上色。④ 将炒后的羊肉倒进高压锅，放入葱段、姜片、胡椒粉及切好的胡萝卜，再倒入半小碗清汤，压 20 分钟后，开盖，加入适量盐调味，出锅时依据口味撒香菜末即可。

【功效】补肾益胃，温中散寒。

羊肉豆干咖喱

【材料与做法】① 羊腿肉 150 克、猪皮 100 克分别洗净，焯烫后切丁；豆干切丁、咖喱块切片备用。② 热锅烧油，下入羊腿肉与猪皮，加米酒拌炒均匀后，加适量清水，入老抽、孜然粉炖 2 小时至猪皮和羊腿肉软烂。③ 加入洗净的毛豆仁 100 克和切好的豆干丁，继续焖 15 ～ 20 分钟，出锅前加入咖喱拌匀即可。

【功效】开胃健脾，美容养颜。

归地烧羊肉

【材料与做法】① 把当归、生地黄各 15 克洗净后放入砂锅，

 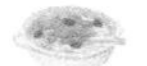

加适量清水煎煮约1.5小时，去渣留汁；羊肉500克洗净，切片。② 热锅烧油，油热后下羊肉煸炒至八分熟，再放入姜片、葱段继续翻炒。③ 将翻炒好的羊肉片连同药汁一起倒入砂锅中，以小火炖半小时左右，再放入适量盐、胡椒粉，继续炖半小时，待汤汁基本收干即可出锅装盘。

【功效】益气补血，温中补虚。

太子参烧羊肉

【材料与做法】① 太子参30克洗净，切片；鸡蛋1枚打入碗中，搅拌成蛋液；香菇20克泡发，去根，掰成小块；熟羊肉400克切片，倒入蛋液，加淀粉拌匀；葱、姜洗净，切丝。② 砂锅置火上，入水适量，放入太子参，煎煮至成浓汤，去渣留汁，备用。③ 锅置火上，入油烧至七成热，放入羊肉片炒至变色，捞出；锅中留少许油，放入花椒、葱、姜爆香，下入香菇翻炒，加入煮羊肉所用的肉汤、老抽、盐、味精、料酒，再放入羊肉，倒入药汁，烧至汤浓，出锅装盘即可。

【功效】温中补血，养阴益气，健脾暖胃。

马铃薯烧羊肉

【材料与做法】① 马铃薯500克去皮，洗净，切块；羊肉500克洗净，切块。② 锅内加入适量清水，以中火煮开，下入羊肉，焯水后捞出沥水。③ 炒锅上火，放入菜籽油烧热，放入花椒煸香，下入羊肉煸炒，再加入老抽、黄酒、盐、葱段、姜片和少量清水，炒至羊肉熟。④ 加入马铃薯块和适量清水，小火炖至马铃薯块熟烂入味即成。

【功效】补气养血，健脾益胃。

杞子羊肉丁

【材料与做法】① 苦瓜 75 克先从中间顺长轴剖开，去除瓜瓤，洗净后切丁；香菇 50 克泡发后撕成小块；羊腿肉 300 克洗净，切丁；枸杞子 15 克洗净备用。② 羊肉丁用适量料酒、葱汁、姜汁、盐拌匀腌制入味，再用湿淀粉拌匀上浆。③ 锅内放植物油烧热，先下入羊肉丁炒至变色，再下入香菇丁拌炒均匀，烹入适量料酒、葱汁、姜汁，加少许清水煮至微熟，放入苦瓜丁、鸡精、盐继续烧至肉熟。④ 下枸杞子拌匀，继续烧至食材熟透、汤汁将尽，加味精、胡椒粉，用余下的湿淀粉勾芡，淋入芝麻油，出锅装盘即成。

【功效】补肾益精，壮阳疗痿。

羊肉烧胡萝卜

【材料与做法】① 羊肉 1 000 克洗净，切块，入热油锅同姜片共翻炒 5 分钟，加黄酒、盐、老抽、清水少许，焖 15 分钟。② 将上述食材转入砂锅内，倒入胡萝卜 500 克（洗净，切块），放陈皮 2 小片，加适量清水，大火煮开后改小火慢炖 2 小时，至肉酥烂离火。

【功效】暖胃补虚，祛风除寒，补中益气，壮阳补血。

山楂烧羊心

【材料与做法】① 将山楂 20 克洗净，去籽；羊心 300 克洗净，切成 2 厘米大小的方块；生姜和大葱适量洗净，姜切片，葱切段；八角茴香、香叶洗净备用。② 锅内加适量清水，以中火煮开，下入羊心，焯水，去除血水后捞出，沥水。③ 锅内加入适量植物油，放在中火上，烧至油温五成热时，先下入姜片、

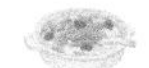

葱段、八角茴香、香叶等爆香，倒入适量的水，再下入羊心和山楂，加盐、味精、生抽、冰糖、胡椒粉和料酒，煮 30 分钟后，装碗即可。

【功效】养心安神，助眠。

羊肉炒莴笋

【材料与做法】① 羊肉 300 克、新鲜莴笋 200 克分别洗净，切片；适量葱、生姜、蒜洗净，切碎；少许芝麻油、胡椒粉、淀粉放入碗中，注入水适量，调成芡汁，备用。② 炒锅置中火上，入油烧至五成热，放入莴笋炒熟，装盘备用。③ 锅内倒油少许，烧至九成热，放入葱、生姜、蒜爆香，加入羊肉，烹入料酒，翻炒至肉熟，倒入炒好的莴笋，调入芡汁，拌炒、拌匀即可出锅。

【功效】补肾壮阳，暖中祛寒，温补气血，开胃健脾。

姜汁煎羊肉

【材料与做法】① 生姜 1 块削皮剁末；西兰花 200 克、韭菜 50 克、豆瓣菜 100 克择洗干净，西兰花切小朵，韭菜切段，豆瓣菜切碎；嫩豌豆 100 克、嫩玉米 125 克洗净备用。② 羊柳 500 克切成厚约 2.5 厘米的块，抹上橄榄油，加适量盐、黑胡椒腌制数分钟。③ 煎锅不下油，以中火加热，放入羊肉煎 2 分钟至底部呈棕色；翻面煎 3 ～ 4 分钟，待羊肉表面略熟但中心略带粉红色，盖锅盖保温。④ 另起一炒锅，锅内注入适量花生油，加热，放入生姜末及备好的蔬菜，拌炒 3 ～ 4 分钟至蔬菜变软，加适量羊肉清汤或鸡汤、老抽调味，盖锅盖继续煮 2 分钟。⑤ 出锅装盘，在餐盘中间放羊肉 2 块，将炒熟的蔬菜舀在羊肉上及羊肉四周即可。

【功效】温胃散寒。

桃仁爆羊腰

【材料与做法】① 将羊腰 2 对去除白色筋膜，先对片成两半，再去除中间的白色臊腺，洗净后切花刀块；姜和大葱洗净，均切片；核桃仁 100 克洗净。② 锅内加入植物油，待大火烧至七成热时下羊腰，划散，倒出沥油。③ 锅内留少许底油，放入葱片、姜片快速炒香，接着放入羊腰和核桃仁，快速翻炒，加盐、味精、胡椒粉、料酒和生抽炒匀，淋入芝麻油，出锅装盘即可。

【功效】补肝益肾，强健腰膝。

羊肉火锅

【材料与做法】① 菠菜 150 克择洗干净，粉丝 50 克用温水浸泡软。② 火锅中放适量清水，加芝麻油、生抽、老抽、醋、白砂糖、味精及盐煮开，调好底味。③ 加入粉丝，待汤煮开后，可以下羊肉卷和择洗干净的菠菜，随吃随下，火锅火量自己控制即可。

【功效】温中补气，健脾暖胃。

砂锅羊杂碎

【材料与做法】① 羊肉、羊心、羊肺、羊肚、羊肥肠各 50 克，清洗干净，分别切厚片或者寸段。② 羊杂入砂锅，加水没过羊杂，放入生姜、八角茴香煮至肉熟，加适量盐、大葱等，依据个人口味撒香菜。③ 蘸芝麻酱、胡椒粉及辣酱油配置的蘸碟食用即可。

【功效】益气补虚，温中暖下，温阳散寒，生肌健力。

 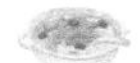

甜蔗羊肉炉

【材料与做法】① 羊肉 1 000 克泡水 2 ～ 3 小时，去净血水，切块后焯水备用。② 当归 6 克、熟地黄 6 克、黄芪 9 克、甘草 3 克、桂枝 6 克、陈皮 6 克、草果 2 ～ 3 颗、八角茴香 2 粒分别洗净放在纱布袋内，扎紧袋口备用；甘蔗 2 节去皮后切小块；去核红枣 10 枚、枸杞子 15 克分别洗净备用；红茶包 1 袋（约 10 克）备用。③ 起一炒锅，以中小火加热菜籽油至五成热，爆姜片至焦黄后下羊肉，翻炒至些许焦黄，加入芝麻油、切条甘蔗、去核红枣和红茶包继续翻炒至食材均匀受热后加水和米酒。④ 将炒锅内的食材移转至砂锅内，加入纱布袋，待水煮开 10 分钟后取出红茶包，继续以中小火焖 1 小时后关火，熄火后再焖 1 小时，取出纱布袋，再下枸杞子，继续炖 10 分钟即可。

【功效】补养气血。

茸归羊肉锅

【材料与做法】① 鹿茸 10 克、当归 25 克分别洗净，泡软，装纱布袋中，扎紧袋口；羊肉 350 克洗净，切薄片；羊排 100 克洗净，切块；竹笋、金针菇、水发粉皮、豆腐皮卷、小白菜、青笋尖各 250 克按火锅要求备齐。② 向火锅内加羊骨汤、羊排、纱布袋及适量姜片，煮开后去除浮沫，加适量盐、胡椒粉、鸡精调味，制成锅底。③ 在此锅中涮羊肉片及各种涮菜，在蒜泥、芝麻油制成的味碟中蘸食即可。

【功效】温肾助阳，补气养血。

蒜蓉羊肉片

【材料与做法】① 羊肉 200 克洗净，入沸水中煮熟，晾凉切片，放入大盘；② 蒜 4 ～ 5 瓣去皮，洗净，捣烂，放入大盘内，加芝麻油、生抽、盐、味精拌匀作为蘸料，佐食羊肉即可。

【功效】温肾助阳。

白切羊肉

【材料与做法】① 将羊瘦肉 2 500 克洗净，切成长 20 厘米、宽 13 厘米、厚 5 厘米的长方块，再清洗干净；同时将羊排 100 克洗净，切块。② 锅置大火上，加清水适量，将香料（八角茴香 15 克、小茴香籽 10 克、丁香 3 克、花椒 10 克、桂皮 10 克、陈皮 25 克）全部装纱布袋中，将羊排垫在锅底上，上放香料袋，羊肉码在香料袋上，呈梳子背形，姜拍碎，葱打结，加盐、老抽、料酒及白砂糖一起放入锅内，待大火煮开后改微火，盖锅盖焖 40 分钟，煮的过程保持肉块的完整性。③ 将洁净的白布铺在案板上，白布上放煮好的肉块并包好，再压上木板，板上放 25 千克重物进行压制约 10 小时。④ 压制好的肉块改切成长 5 厘米、宽 3 厘米、厚 0.3 厘米的长方片，码入盘中，叠成元宝形，淋上芝麻油即可。

【功效】益气补虚，温中暖下，补肾壮阳，生肌健力，抵御风寒。

陈皮卤羊肉

【材料与做法】① 陈皮 5 克用水稍微泡软；葱、姜洗净，切好；净羊腿肉 500 克洗净，切丁块状，加适量生抽拌匀，腌制 10 ～ 20 分钟。② 下羊肉进热油锅，过油，略微炸干水分后捞出，放入另一净锅内，加入清水，待大火煮开后改中火煨 30 分钟至肉熟，备用。③ 烧热油锅，投入陈皮、葱、姜、香叶爆香，

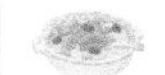

倒入料酒，再加羊肉和洗净的桂圆肉 6 ～ 8 颗，加适量盐、老抽、白砂糖、味精，以大火收浓汤汁，炖至卤汁变浓，出锅装盘即可。

【功效】补益肺肾，温化寒痰。

巴戟天卤羊排

【材料与做法】① 羊排 500 克洗净，切成长约 4 厘米的段；巴戟天 10 克洗净，去心，放纱布袋中；姜、葱洗净，姜切片，葱切段。② 锅内加入适量清水，置于中火上，下入羊排，煮开焯水后去除血沫，捞出洗净，沥干水分备用。③ 在热锅中下植物油，烧至四成热，放入姜片、葱段炒香，再倒入适量的清水，加入盐、老抽、鸡精、料酒和五香粉，再放纱布袋，盖锅盖，煮开后去除浮沫，改用小火卤 1 小时。④ 取出羊排，装盘，依据口味撒上香菜末或葱花即可。

【功效】补肾助阳，祛风除湿。

6. 饱腹羊肉面

羊肉挂面

【材料与做法】先用水煮挂面 100 克和洗净的蘑菇 3 ～ 4 朵，待面熟时捞出，加入煎好的鸡蛋、盐、醋、胡椒粉调味，加熟羊肉细丝，淋上芝麻油拌匀即可。

【功效】补中益气。

羊骨汤面

【材料与做法】① 羊脊骨（含尾骨）1 具洗净，切段，锅内加水适量，加入生姜、辣椒、八角茴香、小茴香、桂皮等同煮，熬制汤色浓白，捞出羊骨及其余调料，保留汤汁。② 取适量骨汤煮面，待面熟后加适量胡椒粉、盐、醋、生抽、芝麻油等调味即可。

【功效】补肾温脾。

羊杂面

【材料与做法】① 将羊舌、羊肾各 100 克洗净，切片；蘑菇 100 克洗净，对半切开；面粉加水揉成面团，擀薄后切成面条。② 将羊舌、羊肾片放入锅内，加水适量，放入姜，待大火煮开后改小火炖至熟烂。③ 下面条，加盐、味精、胡椒粉调味即成。

【功效】补心益肾，宁心安神。

春盘面

【材料与做法】① 羊肉 100 克、羊肚 500 克洗净，切成 2 厘米大小的小方块；蘑菇 200 克洗净，切成两块；白菜薹、韭黄各 250 克洗净，切段，剁碎备用。② 面粉用水发透，放入韭黄碎、白菜薹碎、食盐，揉成面团，用擀面杖擀薄，切成面条。③ 将羊肉、羊肚放入锅内，加入生姜、蘑菇，置大火上煮开待羊肉将熟时，再下面条，待煮开后加盐、料酒、醋、胡椒粉即成。

【功效】补中益气。

羊肉面棋子[1]

【材料与做法】① 将肉豆蔻、荜茇、胡椒、蜀椒各 3 克研为细末，与面粉一起拌匀，加水适量和为面棋，再擀为面皮。②

---

1 面旗子：是一种传统民间小吃，农历二月二节日的食品。将和好的面团，用擀面杖擀成很薄的大圆饼，用刀划碎成平行四边形，像下面条一样煮着吃，由于形状像是小旗子，俗称“面旗子”。

 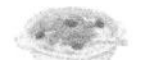

精羊肉120克洗净，切细丝，下锅稍炒后加水适量，入葱段、薤白同煮，待全部食材煮熟后，捞出羊肉丝，用汤汁煮面皮，待面皮熟后加盐、醋等调味，出锅装盘，加煮熟的羊肉丝同食即可。

【功效】行气活血。

羊肉烩面

【材料与做法】① 将羊肉200克洗净，放入锅中，加水适量，下入羊脂20克、八角茴香5克同煮至肉熟后捞出，将羊肉切成约1厘米大小的小方块，羊肉汤留存备用。② 粉条150克放入沸水中煮透，捞出放入清水淘洗至凉；木耳、黄花菜各15克用温水泡发，木耳根硬部、黄花菜花柄去掉，切成约长4厘米的段；香菜10克择洗干净，去掉根，切段；辣椒面用热油炸一下，制成辣椒油，备用。③ 将面粉倒入盆内，将适量盐、食用碱用水溶化开，掺入面粉内，加水适量，将面团和匀和透，然后搓成长条，制成重约100克的剂子，涂上油，整齐地排在案板上，用湿布盖着饧[1]15分钟。④ 将饧好的面剂擀成面皮，然后切成适宜的宽度，放入煮开的汤锅内（少量的羊肉汤兑入适量的清水），加入熟羊肉、木耳、黄花菜、粉条、生抽、盐、味精，待面皮熟后淋入芝麻油，盛入碗内，放上香菜、辣椒油，即可食用。

【功效】补养气血，温胃散寒。

羊肉韭菜馅饼

【材料与做法】① 面粉400克加入温水和匀成软面团，饧

1 饧面，是为了让和面或塑形后面团内蛋白质分子有松弛和重构的时间。

透；羊肉175克洗净，剁成末；韭菜225克洗净，切成末。②羊肉末内加适量的料酒、葱汁、姜汁、盐、鸡精、味精、胡椒粉、芝麻油搅匀，再将韭菜末加入羊肉末内拌匀成馅。③面团搓成条，揪成大小均匀的剂子，按扁，擀成圆皮。④取一面皮，放入馅，提褶收口捏成圆球状。逐一制好后，放入烧热刷油的锅内，轻轻按扁成小圆饼，用小火烙至两面均呈金黄色，至熟透铲出，装盘即成。

【功效】益肾气，强阳道。

茯苓羊肉包子

【材料与做法】①茯苓50克洗净，放入锅内，加适量的水煎煮1小时，一共煎煮3次，把每次煮后的药汁过滤到一个盆中备用。②将面粉用过滤好的茯苓汁搅拌成团，发酵以后备用。③羊肉500克洗净，剁细；葱、姜洗净，切末。将羊肉末、葱末、姜末混匀，再加入适量的鸡精、盐、味精、胡椒粉、生抽等调料，搅拌均匀。④将发酵好的面团做成面皮，包入馅料做成包子，上蒸屉以大火蒸20分钟左右即可。

【功效】补气养血，温中暖下。

羊肾馄饨

【材料与做法】①将肉桂3克、川椒2克、川芎5克研末备用。②羊肾50克去皮漂洗，除净臊腺，剁成肉茸，加入药末及适量的生抽、盐拌匀成馅。③以常法做成馄饨即可。

【功效】温阳散寒，活血止痛；治痛经。

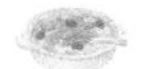

当代羊肉食谱

本节罗列了一部分较日常的羊肉食谱，主要包括原材料及做法，供大家烹饪时参考。

1. 羊肉炖煮卤

尼泊尔炖羊肉

【材料与做法】① 洋葱 300 克、大蒜 100 克、胡萝卜 150 克分别洗净，切碎；蘑菇 100 克洗净，切片；番茄 100 克洗净，切细末；羊肩肉 1 000 克洗净，切块备用。② 将上述食材同羊肉块一起放入压力锅中，加适量姜黄粉、植物油、盐、咖喱酱，沿着锅边加半碗水，混匀上述食材；将切细的番茄均匀地撒在食材最上层。③ 启动压力锅，大火煮至上汽后改小火继续压 20 分钟，待锅内蒸汽自然排净后开盖，加入香菜拌匀即可。

桂林三宝炖羊肉

【材料与做法】① 羊肉 500 克洗净，切块，入锅焯水后沥水备用。② 锅烧热，放适量冰糖炒糖色，加焯水后的羊肉炒至上色。③ 羊肉均匀上色后，倒入一大碗水，加姜 5 ～ 6 片、茴香 2 ～ 3 个、干辣椒 5 ～ 6 个，适量生抽、海鲜酱、桂林三宝[1]、姜末、蒜蓉等配料拌匀，继续煮至收汁，加洗净切段的蒜苗拌炒均匀即可。

兰开夏炖羊肉

【材料与做法】① 带骨羊肉 500 克洗净，切块，放冷水锅中

1 桂林三宝：桂林三花酒、桂林辣椒酱、桂林豆腐乳。

焯水后洗净，控水备用；马铃薯200克去皮，切厚片；洋葱400克去皮，切厚片；胡萝卜200克去皮，切厚片，备用。② 起一净锅，锅底铺一层洋葱，再依次放入胡萝卜片、马铃薯片、带骨羊肉，接着淋入番茄泥和调味料（适量迷迭香、盐、黑胡椒、小磨坊蒜粉），再续放洋葱、胡萝卜片、马铃薯片，加3杯水，待煮开后改小火焖1.5小时至肉软即可。

带皮羊肉煲

【材料与做法】① 带皮羊肉1 000克洗净，切块；胡萝卜500克去皮洗净，切滚刀块；姜切片；竹蔗6节去皮，切小块；荸荠10个去皮洗净，对半切开。② 锅烧热，放入少许底油，加入姜片爆香后，倒入带皮羊肉，翻炒，逼出水分，炒到羊肉收缩，皮带一点焦色，倒入啤酒100毫升，激出香气，放入胡萝卜、荸荠、竹蔗，以及香叶3片、八角茴香2个、桂皮2克、丁香3个继续翻炒均匀，再把剩下的啤酒全部倒入，以大火煮开后加入适量柱侯酱、腐乳和生抽调味。③ 将所有食材转入砂锅，加少许水，以小火炖2小时左右，待带皮羊肉炖熟之后，撒入蒜苗段即可。

沙茶鱼浆羊肉羹

【材料与做法】① 竹笋100克洗净，纵切成片，放锅内焖至竹笋熟透后捞出，切细丝备用。② 羊肉200克洗净，切碎成肉末，将鱼浆300克与羊肉末充分搅拌，囊成直径约2厘米的丸子。③ 锅内加入适量清水，待水煮开后，加入囊好的羊肉鱼浆丸，加姜片、米酒，煮至丸子浮起变色即可，捞起丸子，汤汁留存。④ 红萝卜200克、木耳50克洗净，切细丝，同竹笋丝一

起下入汤汁内，继续煮开；放入丸子、蒜泥、醋、沙茶酱和适量盐煮至入味，出锅前用淀粉水勾芡，加少许九层塔即可。

羊肉卧蛋粉汤

【材料与做法】① 嫩羊肉150克洗净，煮熟后切小块，下入油温八成热的锅内炸至表面金黄捞出沥油。② 选取水发细粉丝50克，入沸汤锅稍煮片刻后捞出放入净碗中。③ 净锅加清水，煮至微沸，放入新鲜鸡蛋，煮至蛋白凝裹住蛋黄，捞入凉水碗中，去除浮沫。④ 净锅上火，加芝麻油，烧至六成热时下花椒粒，炸香捞出，下葱丝、姜末炸香，倒入生抽，下羊肉块翻炒片刻，加料酒、盐、羊骨汤，煮至微沸，去除浮沫，下粉丝和预先煮过的鸡蛋，煮开后装入汤碗内，撒香菜末即成。

羊肉白藜麦汤

【材料与做法】① 羊肉1 000克洗净，切丁；马铃薯500克洗净，切丁；嫩玉米芯适量洗净，切片；洋葱150克洗净，切丁；适量芹菜切段；鹰嘴豆100克淘洗干净；卷心菜叶洗净，撕成片。② 用高压锅将淘洗后的藜麦煮15分钟。③ 起一净锅，锅内加少许植物油，油热后下洋葱丁，加少许盐和胡椒粉翻炒至洋葱变软，加入羊肉丁继续翻炒至变色，加水适量煮开后再加入鹰嘴豆、马铃薯继续煮。④ 待羊肉煮熟后，加入煮过的藜麦，再次煮开后加入卷心菜和玉米芯片，待所有食材煮熟后，出锅前加芹菜即可。

海带羊肉汤

【材料与做法】① 海带200克洗净，煮熟后切条。② 热锅下油，放海带微炒后，加入热水，待水煮开后，放羊肉卷300

克煮 1 ～ 2 分钟后，加盐、鸡精、胡椒粉调味。③汤盛出，加葱末、香菜末、胡椒粉、醋即可。

匈式羊肉汤

【材料与做法】① 羊肉 400 克洗净，切小块；洋葱 250 克洗净，切丝，用猪油炒至微黄，加入羊肉、蒜末、辣椒粉、香叶、茴香同炒，炒出香味后加水以大火煮开后改小火煮至肉熟软为止。② 马铃薯 250 克洗净，切丁；扁豆 250 克洗净，切条，分别煮熟，控去水分后加入汤中。③ 面粉加水适量调成面糊后煮开，加奶油搅拌均匀，加入汤里。④ 将汤以大火重新煮开，出锅前加盐调味，食用时撒少许辣椒粉即可。

鹰嘴豆羊肉汤

【材料与做法】① 鹰嘴豆 100 克用清水浸泡一个晚上；胡萝卜 200 克洗净，切滚刀块；荸荠 200 克洗净，去皮；红枣 10 枚洗净，去核备用。② 羊腿肉 500 克洗净，切块，焯水后备用。③ 砂锅内加入清水适量，下羊肉，待煮开后去除浮沫，再下胡萝卜、荸荠、红枣、胡椒粒，以中小火煲 2 小时左右。④ 出锅前加盐和香菜碎即可。

羊肉洋葱汤

【材料与做法】① 羊肉 300 克切薄片，放入热水锅中焯水，去除油脂；洋葱 400 克去皮，切块，备用。② 另起锅，锅中加植物油烧热，下姜末、洋葱块炒至洋葱变软后，加适量清水，待水煮开后放入羊肉片、盐、味精、蚝油煮至入味出锅即可。

泰式红咖喱炖羊肉

【材料与做法】① 把羊肉 500 克放入冷水中，浸泡出血水

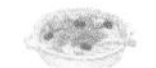

后洗净，入冷水锅，放入生姜片和适量料酒，待大火煮开后去除浮沫，捞出控干水分，肉汤留存备用。② 胡萝卜 100 克去皮，洗净，切滚刀块；洋葱 250 克洗净，切块；马铃薯 100 克洗净，切块。③ 锅中放油，放入适量蒜片、朝天椒、花椒、肉桂、香叶、草果、洋葱，煸炒至洋葱变软后，再加适量老抽、生抽、五香粉继续翻炒均匀。④ 倒入之前的肉汤，放入马铃薯块和胡萝卜块，再加入咖喱，搅拌均匀，盖锅盖以中小火炖 40 分钟，关火焖 15 分钟，再开火炖 15 分钟，如此重复 3 次，煮至羊肉完全熟烂。⑤ 出锅前加盐调味，装盘撒葱花或香菜碎即可。

芥菜菜心羊肉汤

【材料与做法】① 带皮羊肉块 600 克洗净，焯水后切块备用；红枣 6 枚、枸杞子 20 克洗净；芥菜 1 棵洗净，切块；菜心 1 条削皮，留白心，切粗 1 ～ 1.5 厘米的段；姜洗净，切丝；蛤蜊 200 克放咸水中吐沙，刷净表面脏物。② 起一汤锅，放入羊肉块、菜心、红枣和姜丝，加适量的水，以大火煮开后去除浮沫，盖上锅盖改小火煮 1 小时。③ 汤锅内下芥菜及枸杞子煮 5 ～ 8 分钟，下蛤蜊，以中小火煮到蛤蜊壳张开，加少许盐调味即可。

菇菇羊肉汤

【材料与做法】① 羊肉 500 克洗净，切薄片；杏鲍菇和珊瑚菇各 300 克洗净，切片；卷心菜 1/4 个切洗净，切细丝。② 先起一锅水，将卷心菜先煮软，再加入两种洗净的菇类同煮，待菇快熟时，加适量盐、米酒调味，再煮 5 分钟。③ 加入羊肉片和适量枸杞子煮 1 ～ 2 分钟至肉熟即可。④ 食用时可依据口味加芝麻酱、蒜末、葱花等调味即可。

羊肉银耳藕片汤

【材料与做法】① 羊腩肉 100 克洗净，切大块，放入热水中焯后捞出；银耳 20 克用冷水泡发，洗净去蒂浸软切小朵；莲藕 50 克洗净，削皮，切片。② 锅中加油烧热，下姜片爆香后，再加入羊腩肉翻炒至肉变色，倒入适量清水煮至羊肉八成熟时，放入银耳、藕片继续煮 20 分钟，加盐、鸡精、淡奶继续焖煮 5 分钟至入味，出锅撒葱花即可。

萝卜丝清汤羊肉

【材料与做法】① 羊肉 500 克洗净，切薄片；火腿 100 克，切细丝；葱洗净，切段；姜洗净，去皮，切片；白萝卜 400 克洗净，切丝，香菜洗净，切碎备用。② 取半砂锅水，加入切好的火腿丝、花椒、八角茴香、葱段、姜片。③ 待水煮开后，放入萝卜丝，以中火煮 2 ～ 3 分钟至软，放入羊肉片、料酒，用筷子把羊肉片拌开（或打散）划散，按口味加适量盐、鸡精调味，淋少许芝麻油增香，以大火煮 3 分钟后关火，倒入香菜、白胡椒粉即可。

辣味细丝羊肉烧

【材料与做法】① 羊肉 600 克洗净，切小块，焯水去净血沫备用；大葱切段；绿豆芽 200 克洗净；莴笋 600 克去皮后洗净，切滚刀状；洋葱 150 克洗净，切小片；小绿辣椒切长约 0.5 厘米的段；豆腐 200 克切成与羊肉等大的块；薄荷叶 10 克洗净。② 起一净锅，锅里加入适量的清水，放入所有调味料（葱段、洋葱片、蒜瓣、小绿辣椒、辣椒粉、辣椒油、生抽、盐、胡椒粉、芝麻油）煮开，再放入羊肉块、豆腐块继续煮至肉熟，出锅前

加入薄荷叶碎即可食用。

肥羊肉卷平菇汤

【材料与做法】① 平菇 100 克洗净，撕成段；香菜切段，备用。② 锅内倒入适量热水，待水煮开后下平菇煮 5 分钟左右；加入肥羊肉卷 200 克煮 1 ～ 2 分钟，加盐调味，出锅后加香菜段；依口味调制蘸料食用即可。

四色烩羊肉

【材料与做法】① 羊肩肉 500 克洗净，切块，加姜片入沸水锅焯后去净血沫，捞出沥干备用。② 胡萝卜、马铃薯各 200 克去皮，切滚刀块；芹菜 4 ～ 5 根切段；热水泡发干香菇 10 朵，对半切开。③ 锅内放油，油热至七八成，放适量白砂糖或冰糖，用锅铲不断搅拌，至糖冒泡时，下羊肉翻炒；待肉均匀上色后，放生抽、葱段、姜片，盖锅盖炖 5 分钟后放入温水，待大火煮开后改中火继续炖。④ 待肉炖至五成熟时，将胡萝卜、马铃薯、香菇倒锅内，加盐，继续炖煮。⑤ 肉和萝卜、马铃薯炖烂熟时，下芹菜，继续炖 10 分钟，出锅即可。

炖羊蝎子

【材料与做法】① 羊蝎子 200 克用水浸泡去血水。② 起一净锅，冷水下羊蝎子，加姜片、花椒、料酒，待煮开后去除浮沫，焯水至变色捞出备用。③ 起油锅，下大蒜、葱段、姜片爆香，加入几片香叶、八角茴香、桂皮、豆瓣酱继续翻炒，放入羊蝎子，加生抽、老抽、蚝油、料酒、冰糖、辣椒，补适量清水炖 2 ～ 3 小时即可。

狗脊炖羊蝎子

【材料与做法】① 将羊蝎子200克泡水[1]后去除血水，焯水备用；洋葱100克洗净，切片。② 锅中放油，加花椒煸炒，再放入羊蝎子煸炒，加料酒、洋葱和适量清水，再依次放入适量清洗后的丁香、肉桂、白芷、砂仁、小茴香、枸杞子、狗脊、鲜山楂，撒少许孜然，待大火炖15分钟后改小火继续炖1～1.5小时，出锅前加入胡椒粉、盐即可。

清汤羊肚

【材料与做法】① 新鲜羊肚500克洗净，加适量清水，再加葱段、生姜、大蒜等同煮至羊肚熟烂。② 取出煮好的羊肚，切小块，放入清汤中，再加生姜、香葱、大蒜、盐、胡椒、味精等，待煮开后加适量香菜，盛出，淋少许芝麻油即成。

酒骨糟

【材料与做法】① 羊后腿肉1 000克洗净，切片，用适量花椒、八角茴香、桂皮、料酒、盐、葱、姜等调料腌制羊肉5小时，腌制好后拣去调料，卷成筒状，用麻绳捆扎结实。② 将红曲50克加调料制成卤汤，放入捆扎好的羊肉卷，上锅焖熟，并使其上色。趁热投入煮开的香糟汁中浸泡1天入味。③ 捞出羊肉卷，晾凉，解去麻绳，控干香糟汁，切片装盘即可。

香辣卤羊腿

【材料与做法】① 羊腿肉500克切大块后焯水，洗净备用。② 在水中加适量迷迭香、香叶、黑胡椒、生抽、老抽、鸡精、香菜籽，待煮开后放入焯水后的羊腿，卤制。③ 炒香芝麻，加

---

1 泡水时水中放点迷迭香，可以去膻味

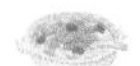

入辣椒油、孜然粉、蚝油、生抽、花椒油调匀做成酱料。④ 将卤好的羊腿捞出，沥干水分，晾凉后切片，淋上酱料即可。

五香冻羊蹄

【材料与做法】① 羊后腿肉（带骨）500 克切大块后焯水，洗净备用；胡萝卜 200 克洗净，切块。② 炒锅内入适量植物油，下八角茴香、桂皮、香叶、干辣椒、干陈皮、生姜、葱段煸香，再下羊肉一起煸炒至变色，加入海鲜酱、生抽、老抽、白砂糖、味精、料酒，并加水适量，待大火煮开后倒入高压锅中压 60 分钟。③ 将压至酥烂的羊肉倒出，挑去香料、羊骨，再倒回炒锅内煮至浓汤收汁，出锅前放入罐装熟鹰嘴豆 250 克及预先化开的凝胶片搅匀。④ 将羊肉倒入不锈钢方盘中冷却，然后放入冷藏冰箱凝固成冻，食用前取出改刀，装盘即可。

2. 羊肉炸烤煎

羊肉咖喱口袋饼[1]

【材料与做法】① 洋葱 200 克洗净，切丝备用；羊肉 100 克洗净，切片，焯水后捞出沥干。② 热锅烧油，下洋葱爆香，锅内加水适量，同姜黄粉 3 克、咖喱粉 2 克一起熬煮，待水煮开后放入羊肉片，倒入 1 杯酸奶（约 150 毫升）煮开。③ 口袋饼 2 张放烤箱稍加热，再裹入煮好的羊肉即可。

酸菜羊肉馅饼

【材料与做法】① 羊肉 200 克洗净，剁成末；干香菇 4 朵提前泡发，剁碎；胡萝卜 100 克洗净，擦细丝，撒少许盐把多余水

---

1 口袋饼：一种由高筋面粉、酵母等做成的成品饼。

分挤掉；酸菜100克洗净，切碎。② 在羊肉末中加入鸡蛋1个，适量盐、料酒、生抽、芝麻油、姜末、葱花、胡椒粉拌匀，再加入酸菜末、胡萝卜碎、香菇末搅拌均匀制成馅。③ 取面粉250克，冲入少许沸水并用筷子快速搅拌，再加入冷水拌匀用手揉成光滑的面团，盖上湿布饧20分钟；饧好的面团取出再揉光滑，分切成八等分；每小块擀成圆片。④ 在擀好的面片内包入馅料，再按扁成饼状。⑤ 平底锅内放适量油，油热后放入馅饼，盖上锅盖，以小火煎10分钟，中途翻面，煎至两面上色并且熟透即可。

沙嗲羊肉卷饼

【材料与做法】① 将适量米酒、蒜末和白胡椒混合拌匀制成腌料，备用；莴笋叶2片洗净，沥干，撕小片；青蒜1根洗净，切斜长片，沥干；适量红椒洗净，沥干，切丝备用。② 羊肉60克洗净，切成3厘米大小的小方块，放入腌料中拌匀腌制约30分钟。③ 将烤箱设定于180°C预热10分钟，撕一张铝箔纸，并在纸上抹一层薄薄的奶油，将腌制好的羊肉块用竹签串起平铺在铝箔纸上，先将一面烤至半熟后，涂上一层烤肉酱，待肉表面将近收干后再翻面，烤至半熟再涂上烤肉酱，直到烤干后取出，待肉串稍凉后拔出竹签备用。④ 将润饼皮[1]2张重叠，起一净锅，热锅后放入饼皮干煎，直到两面微酥。⑤ 将煎好的饼皮摊平，并在饼皮中间偏下方处依序放上莴笋叶、青蒜片、烤羊肉，依个人喜好淋上适量烤肉酱，并将饼皮卷起即可。

羊肉卷饼

【材料与做法】① 胡萝卜200克洗净，切细丝；羊肉250克

---

1 润饼皮是传统小吃润饼用来包裹馅料的面皮，主要食材是面粉、鸡蛋。

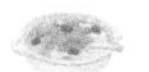

洗净，切片，焯水后捞起沥干水分；生菜叶 2 ～ 3 片和适量玉米粒洗净备用。② 面粉 250 克中加入酵母、盐，再加适量温水揉成面团，饧面 30 分钟后，再揉成面团，擀成长条，切成剂子，将剂子擀成直径 10 厘米左右的圆面片。③ 平底锅加少许油，将面片放入平底锅烙至两面上色。④ 另起一锅，热锅烧油，油热后倒入胡萝卜丝、玉米粒，加入少许盐，翻炒均匀后盛出。⑤ 锅内放油，油热后下羊肉片，加料酒、生抽，翻炒至肉熟。⑥ 取一烙好的面饼，上面抹上甜面酱，放生菜、胡萝卜丝、羊肉片及玉米粒，卷起即可。

荷叶饼夹孜然羊肉

【材料与做法】① 酵母 4 克用温牛奶 150 毫升稀释，静置 3 分钟，再添加到面粉 300 克中，用筷子搅成絮状面块，再加入适量温水，揉成光滑的面团，用保鲜膜封好，放在温暖处饧发。② 待面团发至 2 倍大小左右，取出揉匀再分割成 40 克左右的面剂，擀成薄饼状。③ 在饼上刷层薄油，然后对折塑形，将做好的薄饼盖布放在温暖处再次饧发，待薄饼发至蓬松轻盈状，入锅用大火蒸，待水煮开后再蒸 8 分钟关火，焖 3 分钟即可。④ 洋葱 150 克洗净，切细丝，熟羊肉 200 克切片，适量香菜择洗干净后切碎。⑤ 起油锅，油热后，爆炒洋葱，待葱香飘出后，下入羊肉大火翻炒，烹入料酒、生抽、白砂糖、孜然面和孜然粒，继续翻炒，待洋葱和羊肉软烂后，加盐、味精，撒上香菜，出锅盛出。⑥ 将炒熟的羊肉裹进薄饼，装盘即可。

辣味葱爆羊肉芝麻烧饼

【材料与做法】① 羊肉 500 克洗净，切薄片，加适量生抽和食用油拌匀；青葱 200 克洗净，切成 4 厘米长的段；大蒜 50 克去皮拍碎；辣味豆腐乳取 1 ～ 2 块，加少许水，用汤匙压碎拌匀。② 热锅，入食用油，等油热后下羊肉片，以大火快速翻炒至八分熟后加入葱段与大蒜，再加入豆腐乳炒匀，出锅前淋上少许芝麻油。③ 将 6 个芝麻烧饼用烤箱预热 160°C 烤 2 ～ 3 分钟，取出沿烧饼边缘切开，将羊肉塞满缺口即可。

香辣羊肉丸

【材料与做法】① 羊肉 200 克洗净，打碎制成肉糜；蒜瓣 6 个洗净，捣碎制成蒜蓉；洋葱 200 克洗净，切碎备用。② 将羊肉糜、蒜蓉和洋葱碎拌匀，加辣椒粉、盐及胡椒粉调味，最后加入面包糠拌匀。③ 将拌匀的肉馅放入冰柜，冰冻 1 小时后，取出分成十等份，分别搓成丸状。④ 热锅下油，待油温升高至七八成热时，以中火将肉丸煎至金黄色，加入适量红酒，待酒精蒸发后加入调味汁（五香粉、小茴香粉和淀粉加水兑成），继续以小火煮 5 分钟至肉丸熟，即可。

脆皮羊肉卷

【材料与做法】① 羊肉 200 克、洋葱 250 克、青椒 2 个、红椒 2 个分别洗净并切粒备用。② 锅中加油，放入羊肉粒、洋葱粒、青椒粒、红椒粒，再加孜然、辣椒面、盐混炒至肉熟。③ 鸡蛋 2 个煎成薄薄的蛋皮，将炒好的肉放到蛋皮上后卷成卷，再蘸面包糠下油锅炸至金黄，最后切段装盘即可。

焦熘羊肉段

【材料与做法】① 羊瘦肉 300 克洗净，切段备用。② 碗内加盐、生抽、白砂糖、醋、豌豆淀粉和水适量，兑成料汁。③

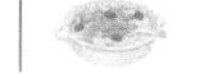

起净锅置于火上，加适量植物油，烧至八成热时将肉段逐块下锅炸，炸至表皮稍硬时捞出稍控油，待所有羊肉段均炸完后，再次入油锅，复炸至羊肉段呈金黄色时捞出，控油。④ 锅内留底油，放葱末、姜末和蒜末炝锅，再放入羊肉段，倒入汁水翻炒均匀，淋芝麻油，出锅装盘即可。

散炸芝麻羊肉

【材料与做法】① 羊后腿肉 500 克洗净，去除筋膜，切成稍大一点的肉块，加料酒、盐、辣椒粉、姜黄粉、十三香、孜然粒混匀，腌制 10 分钟；腌制完成后再加入玉米淀粉、香炸裹粉，裹上生芝麻。② 取一平底锅，下入适量的油烧热至八九成，将裹有生芝麻的羊肉依次放入热油锅里炸定形后捞出。③ 将炸制后的羊肉再放入七八成热的油锅，复炸至表皮酥脆后捞出，控油。④ 在炸好的芝麻羊肉上放上香菜段即可。

孜然羊肉饼

【材料与做法】① 将羊肉 250 克剔净碎骨，洗净沥干水分，剁烂成泥；生姜洗净，去皮，剁成细末。② 将羊肉泥纳入小盆内，放入姜末、孜然粉、胡椒粉、盐、味精、料酒，磕入鸡蛋液，放入适量干淀粉，拌匀成软硬适中的羊肉馅，将肉馅做成厚 1 厘米、直径 4 厘米的圆饼若干个。③ 平底煎锅置火上，放入植物油烧热，将羊肉饼分次放入煎，待底面饼皮变硬呈深黄色时，用锅铲翻转，再煎另一面至金黄色，至肉饼熟透，铲出沥油。④ 装盘，撒孜然粉即成。

新烹鱼咬羊

【材料与做法】① 羊肉 300 克洗净，用料酒、盐、葱、姜末腌制入味；小黄鱼10条洗净，剖去内脏，用料酒、盐、葱、姜末腌制。② 羊肉剔去筋膜，切茸，加盐、味精、黄酒、嫩肉粉、生粉，顺着一个方向快速搅拌至肉馅上劲[1]，再将羊肉馅放入小黄鱼腹内，逐个做完，即成生坯。③ 在生坯上拍生粉，入五成热油锅内浸炸2分钟后捞出，再码入边长10厘米的正方形锡纸中。④ 起锅，点火，入油烧至五成热，加葱、姜末煸香，再放入蒜蓉酱、酸梅酱继续煸炒至香味出，加入高汤、盐、味精、蚝油、玫瑰露酒、老抽、黄酒制成料汁煮至沸，淀粉勾芡后再煮半分钟起锅舀出，淋浇在炸制过的小黄鱼上。⑤ 包裹锡纸入微波炉，调中火烘烤2分钟取出即可。

仁当小羊腿

【材料与做法】① 将羊腿肉300克洗净，切成0.5厘米厚片，放锅内略煎30秒；南姜、盾叶薯蓣、香茅、柠檬叶、小葱头适量分别洗净，切碎；辣椒洗净，切圈；葱洗净，切葱花。② 另起一锅，热锅烧油，下南姜、盾叶薯蓣、香茅、小葱头、辣椒酱翻炒10～15分钟至香气溢出，加入柠檬叶、椰丝、椰浆和适量高汤，再煮10分钟。③ 将煮好的酱汁淋在羊肉上，用锡箔纸包好，放进烤箱内，以中火烤10～15分钟。④ 把烤好的羊肉盛盘，撒入少量辣椒圈及葱花点缀即可。

串烧羊肉卷

【材料与做法】① 羊肉300克洗净，切小块；洋葱150克、绿辣椒3个、香菜3根、姜1块、大蒜2瓣分别洗净，切碎备用；用平底锅稍微烘烤芫荽籽和小茴香籽，烘至微焦黄后，研

1 上劲：指肉泥或馅料吃水充足，肉质起黏性。

 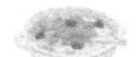

磨成细粉。② 在料理机中，加入洗净的洋葱碎、绿辣椒碎、香菜、姜、大蒜打成蔬菜碎块；再把羊肉块放入料理机中，加入辣椒粉、茴香粉、芫荽粉、盐、胡椒、红椒粉继续搅打1分钟，待所有材料混合至粗糊有黏性。③ 倒出食材，加入1个鸡蛋，搅拌均匀。④ 取适量的羊肉泥捏成长条形，串在竹签上，覆盖保鲜膜，放冰箱冷藏半小时。⑤ 平底锅内倒油，加热至七成热，将肉串放入锅内煎至每面金黄色，出锅摆盘即可。

紫苏羊肉卷

【材料与做法】① 火锅羊肉片300克，加生抽、蚝油、料酒、白砂糖、醋等调料抓匀腌制10分钟；冬菇10克泡水后切条；洋葱50克与青葱20克分别洗净，切条；鲜紫苏叶30克洗净，备用；海苔片20克，备用。② 取羊肉片，在羊肉片上涂烤肉酱后，依次放紫苏叶、海苔片、冬菇条、洋葱与青葱条，再涂些烤肉酱后卷成圆桶状，入烤箱前再刷一层烤肉酱。③ 烤箱预热后，将卷好的羊肉卷依次放入烤箱，设204°C正反面各烤4分钟即可。

菠萝羊肉

【材料与做法】① 羊肉300克洗净，切丁；菠萝200克去皮和心，切丁；青椒2个切小块；木耳20克用水泡发好。② 将少量盐、胡椒粉撒到羊肉块上，再加料酒、少量淀粉拌匀，腌制数分钟。③ 把鸡蛋、淀粉、面粉、水混合制成面糊，将羊肉块蘸上面糊，入温油锅内炸至金黄色捞出。④ 适量盐、白砂糖、醋、料酒、番茄酱加淀粉和水兑成味汁备用。⑤ 炒锅放油烧热，下青椒片煸炒片刻即出锅，然后再炒菠萝、木耳，加入准备好的味汁，烧开后放炸好的肉块和青椒片，即可出锅食用。

乌龙小羊肉

【材料与做法】① 精羊肉450克洗净，切2厘米大小的小丁，加嫩肉粉腌制30分钟，冲洗干净后控水。② 羊肉丁加生抽、料酒、姜汁、味精、鸡粉、胡椒粉抓匀，入冰箱内冷藏2小时备用。③ 乌龙茶30克用80°C温水浸泡3分钟，捞出乌龙茶茶叶控水，放入五成热的植物油锅中以小火煎炸半分钟，捞出控油。④ 锅内放入适量植物油，烧至五成热时放入羊肉丁用小火浸炸[1] 2分钟至外焦里嫩，捞出控油。⑤ 锅内放入黄油，烧至七成热时放入葱末小火煸香，再放入孜然粉、生抽、盐、白砂糖、羊肉丁、炸好的乌龙茶、香菜大火翻炒均匀，淋芝麻油调匀后出锅装盘。

芥菜干烧羊肉

【材料与做法】① 芥菜干200克洗净，泡软；红椒30克洗净，切滚刀块。② 羊肉200克切块后放沸水锅中焯透捞出。③ 锅内加适量油，烧热，下葱、姜炝香，加适量老抽、高汤、十三香粉，下羊肉块略烧至变色，再下芥菜干用小火烧透至熟烂，加红椒片烧至沸，加盐、白砂糖，收浓汤汁，再加味精，用淀粉勾芡，出锅装盘即可。

青笋烧羊肉

【材料与做法】① 羊肉500克洗净，切成2厘米大小的方块，备用；青笋200克去皮，洗净，切滚刀块；姜、葱洗净，姜切片、葱切段。② 锅内加入适量清水，以中火煮开，下羊肉，

---

1 浸炸：在较低油温中进行炸制。

焯水后去除血沫，捞出沥水。③ 另起净锅，锅内倒入植物油，以中火烧至五成热，放入姜片、葱段爆香，下羊肉煸香。再倒入适量的清水，待大火煮开后加盐、味精、老抽、冰糖、胡椒粉和料酒，改小火烧 40 分钟，下青笋再煮 10 分钟，出锅装碗即可食用。

荔枝羊肉

【材料与做法】① 荔枝 100 克去核，备用；带筋羊肉 500 克打花刀[1]，用苏打水浸泡 20 分钟后捞出，再用料酒、甜面酱腌羊肉 30 分钟。② 腌制好的羊肉裹上生粉一片片下入油锅中炸，炸好后捞出，待油温升高后再复炸一次，捞出控油。③ 另起一锅，热锅下油烧至五成热，下葱、姜爆香，加适量清水、生抽、料酒、白砂糖、米醋、盐，炒出香味，依次下荔枝、羊肉翻炒均匀即可出锅。

锅巴羊肉

【材料与做法】① 嫩羊瘦肉 2 000 克洗净，切厚 3 厘米、宽 1 厘米、长 2.5 厘米的片，用鸡蛋和淀粉调成糊，将羊肉片放糊中抓匀。② 把大米锅巴烘干，掰成 3 厘米大小的方块；玉兰片、青豌豆各 15 克洗净备用。③ 锅置大火上，下底油少许，烧热后下葱、姜、蒜末、玉兰片、青豌豆略炒，再依次加入生抽、醋、白砂糖、芝麻油、花椒水调味，待煮开后浇薄芡，呈稀糊状。④ 另起炒锅，倒入油烧至五成热时，把肉片翻煮至熟后捞出，倒入另一锅的糊汁中搅匀，再倒入大碗中。⑤ 再另起一锅，热

---

1 打花刀是一种切菜的方法，指在原料表面划出距离均匀、深浅一致的刀纹，然后将这些划痕改刀成小块状，这种切法在加热后可以使原料卷曲成不同的形状。

锅烧油，待油锅中的油温升至七成热时下锅巴炸至金黄色，捞出装入大汤盘中。⑥ 将盛有羊肉糊的大碗和盛有锅巴的大汤盘，一起上桌，食时将羊肉糊浇在锅巴上即可。

葱爆羊肩肉

【材料与做法】① 大葱 1 根洗净，切滚刀块，备用；羊肩肉 300 克洗净，切厚度均匀的薄片，备用。② 羊肉中放入料酒、盐、白砂糖、胡椒粉、芝麻油和一半量的大葱腌制 1 ～ 2 小时入味。③ 热锅烧油，油温九成热时，下腌制好的羊肉，开大火爆炒至五分熟时，再加入另一半的大葱快速翻炒至肉熟，最后沿着锅边烹醋出锅即可。

羊杂锅仔

【材料与做法】① 羊杂 1 000 克洗净，煮熟后切条，汤汁留存备用。② 起油锅烧热，先下姜末、蒜末、小米辣末和豆瓣酱炒香，掺入羊肉汤后并下羊杂，加鸡汁、米酒、白砂糖和胡椒粉烧至羊杂入味。③ 待羊杂烧透，出锅前撒青蒜段并淋芝麻油，装入小砂锅或铁锅即可，锅下可以放固体酒精或炭火保温。

干锅羊肉

【材料与做法】① 羊腿肉 500 克洗净，切片，用淀粉、胡椒粉、生抽拌均匀，再加芝麻油拌匀腌制 5 分钟左右；青、红尖椒各 5 ～ 6 个洗净，切丁；洋葱 250 克切块；姜切末；芹菜 3 ～ 4 根择洗干净切段。② 热锅冷油，油热七成时下腌制好的羊肉片滑炒至变色捞起；再次热锅冷油，油热七成时下姜末、辣椒丁翻炒出辣味，再加蒜蓉辣椒酱翻炒出红油，入羊肉片翻炒均匀，加洋葱、芹菜翻炒出香味，再加花椒粉、生抽翻炒；最后加胡

椒粉、孜然粉翻炒均匀即可。

干爆羊肉

【材料与做法】① 羊瘦肉 500 克洗净，切薄片备用。② 热锅烧油。油热后放入羊肉翻炒至肉片呈白色时，加入生抽拌炒约 2 分钟。③ 待肉片爆干后，加入葱末、姜末、醋、盐、味精、芝麻油、香菜末，翻炒均匀即可出锅。

榨菜羊肉末

【材料与做法】① 羊肉 100 克洗净，剁碎末；榨菜 100 克剁碎末，用温水泡出咸味后捞出沥水；红辣椒 1 个洗净，切末；适量葱、姜、蒜洗净，切末。② 将炒锅置于大火上，放入适量植物油，待油烧热时，放入肉末煸炒，待肉末煸散后，放葱末、姜末、料酒、生抽、蒜末、辣椒、榨菜、味精，加入芝麻油，炒匀即可。

羊肉丁炒麻豆腐

【材料与做法】① 雪里蕻 100 克切碎剁末；麻豆腐 500 克切块；水发青豆粒 80 克过水洗净；嫩羊肉 200 克洗净，切丁。② 净锅上火烧热，下羊尾油 50 克炒 3 分钟，再下嫩羊肉丁炒熟，放料酒 20 毫升，再下麻豆腐、雪里蕻末与青豆粒，加盐 5 克，炒熟后起锅装碗。③ 另起一净锅上火，加花生油烧热，下干辣椒数段炸香，再下鲜韭菜末 40 克，起锅浇在麻豆腐上即成。

秋葵炒羊肉碎

【材料与做法】① 洋葱 300 克洗净，切碎；大蒜切末；羊肉 250 克洗净，剁碎末；西红柿 100 克去籽后切碎；秋葵 500 克洗净，削去蒂头；适量香菜洗净，切碎备用。② 锅中下油，以中火加热，放入洋葱，煸炒 5 分钟至洋葱变软；加入蒜末，拌炒 1 分钟；再加入羊肉，用锅铲搅散，继续翻炒 5 分钟，至羊肉变成褐色，沥干多余的油脂。③ 放入切碎的西红柿、适量清水、西红柿酱、盐和黑胡椒粉，然后放入秋葵，最后淋上少许鲜榨柠檬汁；盖上锅盖煮 15 分钟，至秋葵变软；开盖，改小火再煮 5 分钟，收干汤汁，撒少许香菜末即可。

芥蓝炒羊肉

【材料与做法】① 羊肉 200 克洗净，切片，加胡椒粉、盐抓匀腌制 10 分钟；芥蓝 100 克洗净，切段，分根部及叶。② 热锅下油，下芥蓝根部较难熟部分与蒜末炒香后，再放入羊肉、辣豆瓣酱、蚝油、生抽等调味料继续翻炒。③ 待羊肉至八分熟时，下入芥蓝叶子拌炒至肉全熟，加入马铃薯淀粉勾芡，出锅前加入米酒炝锅即可。

芦笋花炒羊肉

【材料与做法】① 芦笋花 100 克洗净，切段备用；羊肉 200 克洗净，焯水后切片；蒜切片备用。② 热锅下油，下蒜片炸酥，夹出备用；锅内下入羊肉，翻炒至五成熟，加入切段的芦笋花，加适量清水，小火慢炒，出锅前加盐、生抽调味。③ 装盘，放上炸酥的蒜片装饰即可。

紫苏百合炒羊肉

【材料与做法】① 羊肉 300 克洗净，切片，加盐、黑胡椒粉、红葡萄酒或料酒拌匀后腌制 15 分钟；青红椒 3 ～ 4 个和洋葱 250 克分别洗净，切小块；鲜紫苏叶 20 克洗净，切细丝；百合 50 克洗净后加温水泡软。② 起锅点火，倒适量植物油，油热后下腌制好的羊肉、百合、洋葱、青红椒大火翻炒片刻，加入盐、鸡精、白砂糖调味，待肉熟时，烹少许红葡萄酒或料酒炝锅，食用时和紫苏丝拌匀即可。

仔姜炒羊肉

【材料与做法】① 羊肉 150 克洗净，切细丝，加黄酒和盐腌制片刻；仔姜 100 克、青椒（去蒂）1 个、红椒（去蒂）1 个、葱白 1 根均洗净，切细丝。② 锅中下油烧到八成热，下姜丝煸香后再将肉丝、辣椒丝、葱丝一齐倒入，煸炒，放少许黄酒、盐、鸡精调味，出锅前滴点醋即可。

金针菇炒羊肉

【材料与做法】① 羊肉 200 克和金针菇 100 克分别洗净，羊肉切片，金针菇撕成细条状；大蒜 4 瓣洗净后切片，适量辣椒斜切成条状，备用。② 热锅下油，下蒜片、辣椒爆香，下羊肉片翻炒均匀，再下生抽拌炒，待羊肉七分熟出锅；锅中放入金针菇炒熟，再次下羊肉与金针菇同炒，待食材全熟出锅装盘即可。

塔香炒羊肉

【材料与做法】① 羊肉 300 克洗净，切片；九层塔 50 克洗净，切小段；适量姜、蒜切末，红辣椒切粗粒，备用。② 起油锅，下蒜末、姜末，小火爆香；下羊肉片翻炒至羊肉香味出，将米酒从锅边呛入，撒少许味精、沙茶酱、白砂糖，继续翻炒。③ 待羊肉炒熟，出锅前下醋、九层塔、红辣椒碎，快速拌炒均匀即可。

韭菜炒羊肉丝

【材料与做法】① 韭菜 200 克摘去老叶洗净，切成 4 厘米长的节；羊里脊肉100克洗净，切成肉丝，加料酒、胡椒粉，以及少许盐、味精，抓匀腌制2分钟。② 锅内下入植物油，烧至六成热，先放入羊肉里脊，用锅铲搅散，再放入姜、蒜，炒香，再下入韭菜炒2分钟，加盐、味精、生抽和芝麻油炒匀，出锅前以湿淀粉勾芡翻炒均匀即可。

孜然羊肉

【材料与做法】① 羊肉600克洗净，切成1～1.5厘米大小的方块，放入生粉、料酒、白胡椒粉、孜然粉和盐抓匀腌制20分钟。② 起锅烧热，放适量植物油，油热后下入羊肉翻炒2分钟，直至羊肉变色。③ 加适量辣椒粉、孜然粒继续炒至肉熟即可。

芹菜炒羊肉

【材料与做法】① 羊肉200克洗净，切片；芹菜3～4根洗净，切段；蒜3瓣去皮洗净，拍碎；辣椒1个洗净，切片备用。② 锅中放适量植物油，下蒜头、辣椒爆香。③ 下羊肉片，以中火拌炒至九分熟，加入芹菜段，以及味精、沙茶酱、米酒、盐调味，以大火快炒至熟即可。

清香温补山药炒羊肉

【材料与做法】① 羊腿肉200克洗净，切片；芹菜2根择洗净，切段；适量葱、姜、蒜洗净，切片，红椒切圈；山药100克去皮洗净，切厚片，入沸水锅中焯数秒钟后捞出备用。② 起一净锅放油加热，下羊肉片炒断生后盛出。③ 再起一净锅入油，葱、姜、蒜炒香，下羊肉片、芹菜段、红椒圈，炒片刻再加入料酒和山药拌匀，加适量生抽、盐、白胡椒粉，大火翻拌至肉熟，出锅前淋入芝麻油即可。

香葱炒羊肉

【材料与做法】① 羊瘦肉 100 克洗净，切片；小葱白 4 ～ 5 根洗净，切成 3 厘米长的段；红椒 2 个洗净，切成两半；蒜 3 瓣去皮，洗净，切片。② 锅内倒入植物油，油温烧至四成热，下羊肉片用锅铲搅散，加入小葱白、红椒、大蒜片，炒香，再加盐、味精、白砂糖、醋和料酒，炒匀，放入少许水，炒干水分后出锅装盘即可。

洋葱羊肉片

【材料与做法】① 羊肉 500 克洗净，切片；红椒 1 个、洋葱 200 克洗净，切细丝；适量葱洗净，切段，姜洗净，切片备用。② 坐锅烧热后放菜籽油，爆香姜片，放入羊肉片翻炒至变色后加入适量沙茶酱，大火翻炒 1 分钟，再放入洋葱、红椒丝翻炒片刻，待洋葱、红椒熟即可加盐、生抽调味。

葱爆羊肉

【材料与做法】① 肥羊肉 600 克洗净，切片；适量香菜、青葱、洋葱分别洗净，其中香菜、青葱切段，洋葱切丝。② 起一净锅，锅内加适量植物油，待油温九成热后加入肥羊肉炒至微微变棕，再加入洋葱、孜然、白胡椒粉、鸡粉和盐，继续翻炒至肉熟。出锅前加入姜丝、香菜、青葱再翻炒 1 分钟左右即可。

快炒空心菜沙茶羊肉

【材料与做法】① 羊肉 200 克洗净，切细丝，放进小碗中，用生抽、糖和米酒腌制 10 分钟。② 热锅放油，油热后加入姜丝、蒜片、辣椒和葱末爆香，再放入腌制后的羊肉丝炒至变色后加沙茶酱和少量的水拌炒，待羊肉九成熟时，加入择洗干净的空心菜100克快速拌炒，炒至收汁且菜熟后方可起锅。

青苔羊肝

【材料与做法】① 羊肝200克洗净，切薄片，加适量姜末、蒜泥、盐、料酒腌制入味再拌匀上浆[1]；适量大葱叶洗净后放搅拌机中搅成茸状，加盐拌匀备用。② 起锅烧油至三四成热时，放上好浆的羊肝片炒至断生，再倒入大葱叶茸炒匀。③ 加盐、胡椒粉、味精、鸡精，并用水淀粉勾芡收汁即可。

羊肉烩猪肚丝

【材料与做法】① 嫩羊肉200克洗净切成长4厘米的细丝入碗，加水淀粉20克及鸡蛋清2个拌匀备用。② 起一净锅下猪油500克，待油温四成热时，放羊肉入锅内用锅铲搅散，捞入热水盆内，撇净浮油。③ 选白煮熟猪肚200克，切成长4厘米、宽0.5厘米的小条入沸水锅汆烫后捞起控干水分。④ 净锅开火，加熟猪油40克，烧至六成热时下葱丝、姜丝炸香，烹入生抽，加鸡汤、料酒、盐，入羊肉丝与猪肚条煮开，待肉熟时，用水淀粉勾芡，出锅前淋入芝麻油，加香菜段装入汤盘内即成。

3. 羊肉主食“烩”

焖羊肉饭

【材料与做法】① 羊肉250克洗净，切小块；胡萝卜100克洗净，切丁；洋葱150克洗净，切丁。② 锅里倒油烧热，加入干花椒炒香，挑出花椒，倒入羊肉翻炒至变色，再倒入洋葱丁、

1 拌匀上浆：指将调味品和淀粉、鸡蛋清等直接加入肉类原料中，拌和均匀成浆流状物质，加热后使原料表面形成浆膜的一种烹调辅助手段。

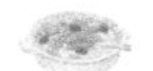

胡萝卜丁，改中大火炒至锅内水分炒干，加入盐调匀。③ 煲锅内倒入洗好的大米，加水适量，再加入炒好的食材，用锅铲把食材拨平，待中火煮3分钟左右改最小火继续煮10分钟，关火后再焖10分钟即可。

什锦羊肉炒面

【材料与做法】① 小白菜叶4～5片洗净，将叶片掰成大小适宜的块；胡萝卜150克去皮，切丝；红椒1个洗净，切细丝；煮熟的羊肉100克切薄片备用。② 清水下锅，开火待水沸后，下挂面150克，待挂面煮至八分熟，捞出过凉水，沥干水分，放少许植物油，搅拌均匀。③ 锅烧热，放少许油，油烧热后，放入羊肉，翻炒至羊肉稍有卷曲，加入胡萝卜丝，继续炒1分钟，放入红椒丝、小白菜叶继续翻炒，待小白菜变软，加少许盐、火锅底料，加入过凉水的面条，改用筷子翻拌，持续1分钟左右，将面条与配菜搅匀即可。

炸酱炒羊肉面

【材料与做法】① 羊肉片250克洗净，用生抽、盐、葱丝腌制30分钟；洋葱250克洗净，切细丝；红萝卜150克去皮，洗净，切细丝；卷心菜1/3个洗净，切细丝。② 起锅，加水适量，待煮开后加少许盐煮意大利面，煮熟后捞出备用。③ 热锅下油，将蒜头爆香，接着陆续下洋葱丝、红萝卜丝、卷心菜丝，将菜炒熟后盛出；原锅再加一点油，将羊肉翻炒到七八分熟后，将炒熟的青菜回锅拌炒，加入葱丝、蒜末、炸酱、生抽、米酒等调味，再将意大利面放入锅中拌炒吸入汤汁。出锅前撒上葱花，再稍微拌炒即可。

沙茶羊肉炒面

【材料与做法】① 羊肉 150 克洗净，切片，用生抽、料酒、白砂糖腌制 10 分钟；胡萝卜 50 克洗净，切细丝；空心菜 4 ～ 5 根洗净，择段，菜梗及菜叶分开；葱切段；蒜切末。② 起油锅，加入蒜末拌炒一下，下胡萝卜丝翻炒均匀，接着放入羊肉片，拌炒至上色后，加入空心菜的梗拌炒至食材熟透。③ 用沸水煮面，待面八分熟时，加入空心菜叶煮半分钟；捞出面条和空心菜叶，加入沙茶酱拌匀，再入锅和羊肉片一起混炒均匀，出锅前加入葱花即可。

羊肉炒面疙瘩

【材料与做法】① 市售面疙瘩 300 克先泡热水软化后剥开，沥干备用；洋葱 150 克和适量的木耳洗净，切丝备用；新鲜玉米粒、九层塔洗净备用；羊肉 150 克洗净，切片，焯水后撇净血沫，捞出沥干备用。② 用少许油热锅，先入洋葱炒至半透明软化，加入木耳丝、玉米粒翻炒，再加入羊肉片炒至半熟。③ 放入面疙瘩，再倒入烧肉酱及水拌炒均匀，盖上锅盖以中小火焖约 3 分钟，出锅前放入九层塔拌炒均匀即可。

羊肉洋葱番茄酱面

【材料与做法】① 羊肉 120 克洗净，切薄片，加适量盐抓匀；洋葱 200 克洗净，去皮，切片；番茄 100 克入热水锅，待水稍烫后捞出，剥皮、去蒂，横向剖开去籽，切丁；大蒜 2 瓣去皮，切细末；小红尖椒 1 个去蒂、去籽，斜切片；适量奶酪磨碎。② 炒锅烧油至六成热，放入洋葱爆香，再放入羊肉片、蒜末和小红尖椒，将羊肉炒至变色；加料酒煮开，再加番茄丁、

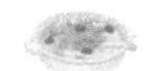

番茄酱，待煮开后再煮3分钟，适当翻动避免糊底，酱汁煮好后关火。③ 另起一汤锅，加足量的水煮开，下意大利面煮熟后捞出沥干。④ 重新开火，将煮熟的面条加入炒锅内，加少许面汤、盐、橄榄油和一半奶酪末；将面条和酱汁用筷子充分搅拌；出锅装盘，将剩余的奶酪末和黑胡椒碎均匀撒在表面即成。

酸奶羊肉咖喱面

【材料与做法】① 羊腱肉200克洗净，放入沸水中以小火煮15分钟，取出放凉，切小块备用。② 取净锅，加水适量，待水煮开下面条，煮熟后捞出备用。③ 热锅，倒入适量食用油，放入蒜末、五香粉、黄姜粉和辣椒粉略炒，再加水煮至沸；下入羊肉块继续煮10分钟，加盐、白砂糖和酸奶再煮10分钟，食用时淋至熟面上即可。

白菜羊肉炒年糕

【材料与做法】① 葱适量洗净，葱白用刀拍扁，余下的葱切葱花，使葱白葱绿分开；胡萝卜100克、洋葱150克与白菜1/3棵洗净后切丝，蒜3瓣去皮，洗净，切碎备用。② 成品羊肉火锅肉片250克解冻后，加入米酒、葱、姜片、芝麻油、白胡椒粉腌制数分钟，将腌制的羊肉加入生抽与淀粉搅拌均匀。③ 热锅起油，下羊肉，将羊肉炒至八分熟后捞出。④ 锅内再加入少许油，依序爆香葱白与蒜碎，再入胡萝卜丝、洋葱丝与白菜梗丝拌炒，拌炒至蔬菜丝变软后，加入一大匙生抽混炒均匀，再加成品年糕片150克一起拌炒，待年糕片都裹上汤汁后，将剩下的白菜叶丝放入拌炒，然后盖上锅盖焖2～3分钟。⑤ 加入炒好的羊肉与葱花拌炒均匀即可。

沙茶羊肉烩饭

【材料与做法】① 取适量葱末、蒜末、生抽、沙茶酱、料酒混匀调制成腌料，将腌料与成品火锅羊肉片 250 克拌匀腌制 10 分钟；洋葱 200 克、空心菜 4 ～ 5 根和适量小葱择洗干净，切段备用。② 起油锅，将蒜末炒香，再加入葱白、洋葱翻炒，待洋葱炒至微软后，加入腌制好的肉片翻炒，肉熟后加清水 200 毫升，盖锅盖焖煮至洋葱软烂，再加入空心菜拌炒 2 分钟至菜熟，撒入葱花，出锅前加少许木薯淀粉水，拌匀出锅配合米饭食用即可。

玉米笋沙茶羊肉烩饭

【材料与做法】①羊肉 120 克洗净，切片，用适量生抽、米酒、沙茶腌制数分钟；洋葱 250 克洗净，切丝；蒜头洗净，切末，备用。② 玉米笋 5 根切小段，焯水 1 分钟后捞出，沥干水分。③ 热锅下油，油热后下洋葱，拌炒至稍软，再加入蒜末、玉米笋拌炒。④ 将羊肉片和腌料一起倒入锅中拌炒均匀，若汤汁太少可将水、生抽、沙茶按 2 ∶ 1 ∶ 1 的比例加入，继续翻炒至肉熟。⑤ 出锅前加木薯淀粉勾芡，翻炒均匀即可。⑥ 电饭煲内加入淘洗的大米和水适量，倒入炒好的食材，按下煮饭键，待饭熟即可。

杂粮羊肉焖饭

【材料与做法】① 大米 50 克淘洗干净，清水浸泡 20 分钟；黑米、苦荞米、薏苡仁、燕麦米、糙米各 20 克洗净，浸泡 4 小时；羊肉 300 克、胡萝卜 150 克、洋葱 100 克、马铃薯 100 克分别洗净，切小块备用。② 起一净锅，锅内放少许油烧热，放

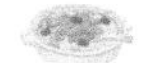

入洋葱爆香后加羊肉翻炒，再放入胡萝卜块、马铃薯块，继续翻炒，炒至断生后，放入胡椒粉、生抽、料酒、孜然粉、孜然粒，翻炒均匀。③ 把炒匀的食材倒入电饭煲，加入各种杂粮米，倒入水适量，按下煮饭键，待饭熟即可。

羊肉手抓饭

【材料与做法】① 羊腿肉 400 克洗净，切小块；胡萝卜 100 克去皮，擦丝；洋葱 100 克洗净，切丝。② 炒锅内放入适量植物油，烧热后放入羊肉块，翻炒变色后倒入葱末，姜末爆香，再倒入胡萝卜丝、洋葱丝，翻炒过程中倒入适量生抽、孜然粉和五香粉，酌情放盐。③ 大米淘洗干净后放入蒸锅内，再倒入水没过大米 3 厘米左右，将翻炒均匀的食材倒入蒸锅内，用饭勺搅拌均匀，选择蒸饭挡位，蒸半小时。④ 将适量葡萄干洗净，泡软。⑤ 米饭蒸好后倒入葡萄干，用锅铲翻炒一下，再盖上锅盖焖 5 分钟即可。

酒香羊肉米糕

【材料与做法】① 羊肉 300 克洗净，切薄片，糯米 150 克淘洗干净；姜适量切细丝备用。② 热锅下少许芝麻油，油热后下姜丝，以小火爆香，再下羊肉片，改大火拌炒均匀。③ 将淘洗干净糯米倒入锅内，加少许水和生抽拌炒均匀。④ 将拌炒好的食材盛入煮饭锅内，加入米酒 100 毫升、水适量焖煮至饭熟即可。

萝卜叶羊肉包子

【材料与做法】① 萝卜叶 50 克洗净，焯水后略挤一下，挤出的水留存备用。② 羊肉 200 克洗净，剁成肉末，加适量五香粉、芝麻香油、盐、白砂糖、生抽、葱末、姜末充分拌匀。③面粉内加入少许萝卜叶挤出的水来和面，待面团饧发至2倍大小，将面团揉成长条，切成大小均匀的剂子，再用擀面杖擀成面皮。④将萝卜叶剁碎，加入馅料内搅匀。⑤将馅料放入面皮内，包成包子，放蒸屉内以大火蒸15分钟即可。

羊肉饺子

【材料与做法】①羊肉500克洗净，剁碎，倒入生抽搅拌均匀。②热锅烧油，放八角茴香、花椒炸香后捞出，将热油倒入羊肉馅中搅匀，之后加入盐、鸡精、十三香和花椒水搅拌均匀，再依次放入剁碎的葱末、姜末、胡萝卜碎和韭菜碎搅匀，视饺子馅的干湿情况打入鸡蛋1～2枚搅匀。③面粉500克加水和成面团，分割搓成长条，切成小剂子，压扁擀圆，包入饺子馅。④锅中水煮开后下饺子，待饺子浮出水面，点3次凉水至饺子再次浮起即可，出锅依据个人口味蘸调料食用即可。

羊肉荸荠饺子

【材料与做法】①虾米10克洗净，切碎；荸荠200克洗净，拍碎；选取肥瘦相兼的羊肉500克洗净，剁碎；蘑菇6～7朵洗净，沥干，切末；韭黄100克洗净，沥干，切末。②将虾米、荸荠、羊肉、蘑菇、韭黄混合，加入生抽、白砂糖、胡椒粉、甜面酱、味精、料酒、芝麻油、盐拌匀制成饺子馅。③将馅心包入饺子皮，包成饺子；将包好的饺子入沸水锅中煮熟即可。

羊肉金针菇蒸饺

【材料与做法】①羊肉200克洗净，剁成末；金针菇50克、荠菜100克分别洗净，剁碎备用。②在羊肉末中加适量盐、姜

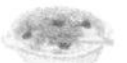

末，再沿着同一个方向搅打，直到羊肉上劲；再加入金针菇碎、荠菜碎、蚝油和白砂糖继续拌匀，在包入饺子皮之前淋适量芝麻油。③ 将馅料填入饺子皮中央，然后对折成半圆形，然后将半圆的两端收拢压紧；将饺子边缘稍稍整理成型，或者包成自己喜欢的样子。④ 蒸锅上气后，在蒸屉上稍稍抹点油，放入饺子，用大火蒸 10 分钟即可。

羊肉烧卖

【材料与做法】① 羊瘦肉 500 克洗净，剁成末；适量香菜去根，洗净，切末；大葱、姜分别洗净，切细末备用。② 将羊肉末放入碗内，加入料酒、葱末、姜末、盐、胡椒粉、茴香粉、生抽、味精和水适量，朝一个方向搅至水肉融合、黏稠上劲，再加入香菜末和芝麻油，拌匀，即成馅料。③ 将面粉 100 克放入盆内，倒入适量沸水和成烫面；余下的面粉倒入水适量，和成面团；将两块面团放在一起揉匀、揉透，盖上湿洁布，稍饧。④ 将饧发好的面团，搓成长条，切成一个个的剂子，每个约 15 g，将剂子按扁，擀成边缘极薄的烧卖皮。⑤ 烧卖皮包入适量羊肉馅；上蒸屉，以大火蒸 15 ～ 20 分钟，蒸熟后蘸香醋食用即可。

羊肉泡馍

【材料与做法】① 羊肉 500 克切大块，焯水后沥干；粉丝和木耳各 50 克用热水泡软备用。② 另起一锅，加水适量，放入羊肉，再加八角茴香 1 ～ 2 个，老姜 1 块拍破，少许鸡精、料酒、五香粉，待大火煮开后改小火慢炖 1.5 小时。③ 面粉 100 克，加水和面，将面团擀成小饼，以中火两面烙，烙熟后切小块备用。④ 置一空锅，锅内倒入一些羊汤和羊肉，煮开后加入泡好的粉丝、木耳，继续煮 2 ～ 3 分钟，再加入馍，待再次煮开后，装碗，撒少许香菜碎，滴几滴辣椒油即可。

台蘑羊肉栲栳栳[1]

【材料与做法】① 将莜面 100 克倒入盆内，用适量的沸水泼在莜面上，即烫面，然后用小擀杖搅匀，双手蘸凉水趁热揉面，将面团揉光滑后，将面团切成剂子重约 10 克。② 用擀面杖将剂子擀成长 10 厘米、宽 5 厘米的薄面皮；再用右手食指将面皮搭起，卷成中间空的小卷竖立在蒸屉里，依次将面推完，竖直摆在蒸屉内，以大火蒸 8 ～ 10 分钟即成。③ 羊肉 200 克洗净切薄片，放入锅中，加水适量，再加台蘑 50 克和适量葱花、姜片、生抽、胡椒粉、盐，以小火炖 1 小时，出锅浇入蒸熟的面皮卷中，撒葱花即成。

民族粥

【材料与做法】① 羊后腿肉 200 克洗净，切丁，放入锅内加清水煮开，去除浮沫后改中火煮 10 分钟；胡萝卜、青萝卜各 150 克去皮洗净，切丁。② 大米 200 克洗净，入羊肉锅煮 10 分钟，再加胡萝卜、青萝卜和盐，继续熬至米烂时起锅，将切小段的香菜洗净，撒入稀饭锅内即可。

4. 焖拌鲜羊肉

滑蛋羊肉煲

【材料与做法】① 羊肉 300 克洗净，切片；洋葱 200 克、香

---

1 栲栳栳：指山西高寒地区用莜面精工细作的一种面食小吃。栲栳：是用竹篾或柳条编制成的一种上下粗细一致的圆筐，形状像斗，是农家专门用来打水或装东西的用具，也叫笆斗。

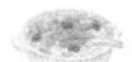

菇6朵、杏鲍菇1条分别洗净，切条。② 干锅内放入香菇、杏鲍菇干煸至焦黄后放入洋葱、少许的植物油、蒜头拌炒；再加入生抽、白砂糖、蚝油调味，加水适量，待水煮开后，移入砂锅中备用。③ 另起一锅，不加油，下羊肉片拌炒，加入葱白和少许料酒，炒至羊肉变色后关火，再加入葱段拌匀后一并倒入砂锅中。④ 砂锅中加少许的生抽，淋上蛋液、白胡椒粉，盖上锅盖焖至肉熟，出锅加香菜即可。

冬瓜羊肉粉丝煲

【材料与做法】① 粉丝25克用开水泡发至柔软；冬瓜500克去皮和内瓤，切薄片；适量香菜洗净，切末；羊肉250克洗净，切片，焯水后捞出备用。② 炒锅内放入适量植物油，开小火，待油温三成热后下姜片，放入冬瓜翻炒至变色，加入清水后改中火煮开2分钟。③ 锅内加白胡椒粉、生抽、米醋和盐调味，再放入羊肉片、粉丝煮1～2分钟，出锅前淋上花椒油，撒香菜碎即可。

鲜虾羊肉砂锅

【材料与做法】① 羊腿肉250克洗净，切块；大虾6～8只剪去虾头、虾须，挑出沙袋，用剪刀开背后挑出虾线；姜适量切片，葱切寸段；白萝卜200克洗净，去皮，切块。② 起油锅，以中火热锅后将大虾下锅，每面煎数十秒至虾壳出香味后盛出。③ 在煎过虾的锅里下羊肉略煎至羊肉表面变色，下姜片、葱段和花椒，稍微翻炒出香味，烹入料酒，稍煮3～5分钟，加热水没过所有食材。④ 以中火预热砂锅，将羊肉连汤带肉转移至砂锅内，待大火煮开后去除浮沫，盖上锅盖，改小火炖约40分钟。⑤ 待羊肉煮软后下萝卜，捞出煮烂的葱段，继续以小火炖半小时，至萝卜煮软。⑥ 将煎过的大虾放入砂锅，加盐调味，待煮开后继续以大火煮 2 ～ 3 分钟，至虾全熟即可关火，出锅前撒少许白胡椒粉和香菜碎即可。

东坡羊肉

【材料与做法】① 将羊腿肉 800 克洗净切大块，在肉光面切交叉十字刀纹；胡萝卜 200 克、马铃薯 200 克分别削皮，洗净，切块。② 将羊肉、马铃薯、胡萝卜依次放入热油锅内炸至金黄色捞出控油。③ 将炸过的羊肉放入砂锅内，加沸水、料酒、老抽、盐、冰糖，待煮开后去除浮沫，放入葱段、姜片、八角茴香、桂皮，改小火炖至肉烂，再放入炸好的胡萝卜、马铃薯块煨透，加入味精即成。

红焖羊肉

【材料与做法】① 羊后腿肉 1 000 克洗净，切成 2.5 厘米大小的方块；胡萝卜 200 克、白萝卜 400 克分别去皮，洗净，切滚刀块。② 锅中放入适量的清水，煮开后放入羊肉块焯水 2 分钟，捞出后用热水洗净，并控干水分。③ 起锅烧油，待油热至七成时将大葱段、蒜碎和姜片放入爆香，随即放入焯好的羊肉块，并烹入料酒，翻炒 3 分钟，再下辣椒酱和老抽，将羊肉炒至上色。④ 把炒好的羊肉移入砂锅中，加适量八角茴香、桂皮、草果、香叶和没过羊肉的清水，待中火煮开后去除浮沫。⑤ 下盐、白胡椒粉、胡萝卜块、白萝卜块、去核红枣，盖上锅盖用小火焖烧 50 分钟，再下适量枸杞子焖 10 分钟即可。

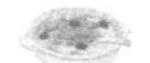

栗子焖羊肉

【材料与做法】① 羊肉 600 克剁块，焯水后捞出洗净并沥干水分；胡萝卜 200 克、白萝卜 400 克分别去皮，洗净，切成滚刀块；栗子 300 克去外壳及种皮，洗净备用。② 先将胡萝卜、白萝卜各一半置于锅中，加入清水煮开，再加入羊肉同煮 15 分钟，捞出羊肉过冷水，沥干水分，萝卜弃去。③ 起锅点火，锅内加少许油，下姜碎爆香，再加入羊肉炒透，下料酒、桂皮、八角茴香和辣椒拌炒均匀，待料酒稍蒸发后，加水适量于锅内，待大火煮开后改小火焖约 1 小时。④ 加入萝卜及栗子，继续焖至栗子软时即可。

凤眼果焖羊肉

【材料与做法】① 羊肉 400 克洗净，切块，沸水焯过后沥干；凤眼果 300 克洗净备用；胡萝卜 100 克去皮，洗净，切滚刀块。② 热锅下油，爆香干辣椒段、香叶、桂皮、八角茴香、姜片、蒜，再下羊肉炒至香气出，加水适量，放蚝油、料酒、老抽、鸡精、白砂糖等，待大火煮开后改小火继续焖至待羊肉软熟，再下凤眼果与胡萝卜。③ 待所有材料熟透后，出锅撒葱花即可。

腐竹羊肉煲

【材料与做法】① 带皮羊腿肉 1 000 克洗净，切块，焯水后捞出洗净，沥干水分备用；适量小茴香、八角茴香、草果、桂皮、香叶、陈皮用纱布包好备用；竹蔗 2 段去皮，洗净，切小块，胡萝卜 200 克去皮，洗净，切滚刀块；干香菇 5 ～ 6 朵泡发好，洗净，对半切开，适量腐竹泡发后切小段；荸荠 10 个去皮，洗净，对半切开。② 起锅，热锅烧油，下蒜瓣和姜片爆香，再放入羊肉、料酒、腐乳、生抽，炒香后盛出备用。③ 起一砂锅，加入适量清水，入炒过的羊肉、香料包、姜片，煮1小时；取出香料包，加入腐竹同煮，出锅前加枸杞子、红辣椒圈、葱花配色即可。

煳辣鱼羊煲

【材料与做法】① 羊瘦肉300克洗净，焯水，捞出再洗净并控干水分，改刀成块，上锅蒸熟取出。② 姜、蒜切细末；干辣椒切小段备用；香菜择洗干净后切寸段；淀粉放碗内加水调成湿淀粉备用；草鱼400克去鳞、去鳃、去内脏、去鱼骨，留鱼肉改刀成块，加入盐、料酒、湿淀粉拌匀入味。③ 炒锅加适量油，油热后下姜末、蒜末、豆瓣酱炒香，加水、辣椒油煮开；锅内放入羊肉块，以及盐、料酒、老抽、白砂糖、味精，待煮开后放入鱼块，淋入香醋，煮鱼肉至断生，倒入煲内，以小火稍煲片刻。④ 炒锅注油烧热，下干辣椒段炸香，再放入花椒略炸，浇煲内，撒入香菜段即可。

豆瓣焖羊肉

【材料与做法】① 羊肉500克洗净，切块，以沸水焯过后捞出控水；葱洗净，切段；姜洗净，切片。② 锅中放油烧热，加豆瓣酱炒出香味，加入高汤煮开后，再稍煮片刻，将豆瓣酱渣子捞净。③ 将羊肉、料酒、盐、味精、葱、姜一起下锅，待煮开后改小火慢煮，待肉软烂，收浓汤汁即可。

辣焖羊肉

【材料与做法】① 羊肉1 000克洗净，切成3厘米大小的方

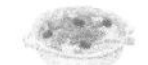

块；白萝卜200克、胡萝卜100克分别去皮，洗净，切成和羊肉大小的块；大蒜用刀拍散，姜去皮切片，大葱切段备用；将花椒、八角茴香、草果、香叶和桂皮做成调料包。② 锅内倒入清水，大火加热至沸腾后，将羊肉块放入，煮约2分钟后捞出，清水洗净，沥干水分备用。③ 锅内倒入油，大火加热至七成热时，放入大蒜、大葱、姜片和干辣椒，炒出香味后倒入羊肉，淋入料酒，再放入豆豉酱、老抽、生抽、米醋和白砂糖炒拌匀；倒入沸水没过所有食材，煮至沸腾。④ 连汤带肉，倒入砂锅内，大火加热至汤再次沸腾，去除浮沫，放入调料包，小火慢炖半小时；放入萝卜块，盖上锅盖继续炖15分钟即可。

橙香羊肉

【材料与做法】① 羊肉500克洗净，剔除筋膜后切条或片。② 蒸屉中放入切好的羊肉，加入盐、生抽、老抽、鸡精、料酒、姜末拌匀，再加入蒸肉粉拌匀。③ 蒸锅中水煮开，羊肉入蒸屉蒸20分钟左右。④ 橙子洗干净，用水果刀在中间处呈“V”字形切割一圈，分开两半，羊肉出锅后装入橙子盏当中，放入香菜碎和红椒丁即可。

铁锅羊肉

【材料与做法】① 羊腿1只洗净，去骨，肉切丁；洋葱250克、番茄100克、绿辣椒2～3个切丁，备用。② 热锅下油，下洋葱丁爆香，再放入羊腿丁，炒到羊肉变色，后加入番茄丁和绿椒丁一起翻炒均匀。③ 锅内加适量清水，盖上锅盖，改小火焖15分钟；再加入少许盐、胡椒粉、辣椒粉混匀后继续焖30～45分钟，待羊肉软烂，汤汁收干即可起锅。

香芹拌羊肉片

【材料与做法】① 姜洗净去皮，拍松；葱 1 根洗净，卷成葱节备用。② 净羊腿肉 500 克洗净，切成两块，放入汤锅内，再放入适量八角茴香、姜、葱、花椒、盐和胡椒粉，然后加适量的水没过羊肉，以中偏大火煮开，盖上锅盖，改中偏小火，煮 45 分钟，捞出晾冷后切薄片摆在盘里。③ 香菜 5 根、芹菜 3 根择洗干净，沥干水，各取一株切碎末备用，余下的切成长 5 厘米的段，与肉片混合摆在盘里。④ 取一小碗，放入辣椒油、芝麻油、生抽、白砂糖、沸水适量、花椒粉、辣椒酱、香菜和芹菜末，混匀静置 10 分钟后将调料汁浇在羊肉上，撒上熟芝麻，拌匀即可。

凉拌羊肉丝

【材料与做法】① 取新鲜无骨的羊肉 500 克，在清水中煮 30 分钟以上，捞出冷却，切 2 ～ 3 厘米长的肉丝。② 大蒜拍碎；姜切末；青葱切葱丝，长度与羊肉丝同长。③ 将羊肉丝、姜末、大蒜、盐、花椒油、辣椒油、生抽、醋，以及葱丝和植物油全部倒进拌盘中搅拌均匀即成。

手抓羊排

【材料与做法】① 羊肋排 1 000 克放入清水中洗净捞出。② 将洗净的羊肋排放入冷水锅中，以大火煮开后撇净浮沫，再加入姜块、葱结、八角茴香、花椒、白酒等，改小火将羊肋排煮熟，捞出晾凉剁成长方条备用。③ 将盐、蒜泥、孜然粉、味精、辣椒粉、白胡椒粉混合做成蘸料。④ 食用前将羊排蒸 10 分钟，蘸调味料即可。

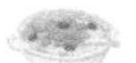

羊脊骨火锅

【材料与做法】① 羊脊骨 2 000 克洗净，从骨节处砍成小节，用清水浸泡半天以除尽血水，捞出；将洗净的羊脊骨放入冷水锅中煮开后捞出沥干。② 将焯水后的羊脊骨放入一净锅内，掺入 3 倍于羊脊骨的热水，放入蒜瓣、葱段、姜片、盐、黄酒，以及用花椒、八角茴香、干辣椒、丁香、香叶、桂皮等包成香料包，以大火煮开后改小火保持汤微沸状，炖至羊脊骨酥烂醇香后，拣去葱段、姜片、香料包，备用。③ 羊肉 500 克洗净，切薄片；白菜、莴笋尖各 200 克洗净，沥水；黄花、粉丝各 150 克用温水发好，去杂质，沥水；海白菜、豆芽各 100 克洗净，沥水，以上各料分别装盘，同羊肉片一起摆在火锅周围，备用。④ 将羊脊骨捞入鸳鸯火锅的一边，再将汤汁倒入另一边（这边无羊脊骨，以方便烫食其他菜品），最后将锅上桌置火上，煮开即成。⑤ 味碟用蚝油、生抽、胡椒粉、味精、香菜末、葱花、芝麻油等调好，蘸食即可。

羊肉炖豆腐火锅

【材料与做法】① 将白煮羊肉 500 克切长 4 厘米、宽 1.5 厘米、厚 0.8 厘米的条；豆腐 500 克切长 4 厘米、宽 2 厘米、厚 1 厘米的块；大白菜 500 克洗净，切大方块；葱、姜分别洗净，切细丝。② 净锅内加高汤，下白菜块、豆腐块、羊肉条，再加葱丝、姜丝、料酒、盐、花椒水、韭菜花酱，煮至汤沸，轻轻搅匀，食用前淋入花椒油即成。

羊肉冻豆腐

【材料与做法】① 羊肉 500 克洗净，切 4 厘米大小的方块；

粉条 250 克温水泡发后用清水漂洗 2 ～ 3 次；菠菜 100 克洗净；冻豆腐 1 500 克取出解冻备用。② 将羊肉块投入冷水锅中，以大火煮开，撇净血沫；再加花椒面、盐、姜末、虾米，改小火炖烂。③ 冻豆腐挤干水分，切 4 厘米大小的方块；将冻豆腐块投入羊肉锅内，炖 10 分钟，加泡发好的粉条、洗净的菠菜，待汤煮开后撒入韭黄末、香菜、味精，出锅即成。

主要参考文献

［1］ 土荣华，牛林敬．中医经典药膳大全［M］．上海：上海科学普及出版社，2018：1-6.

［2］ 左铮云，刘志勇，乐毅敏．中医药膳学［M］．北京：中国中医药出版社，2015：6-11.

［3］ 刘琴，金京．药膳养生的前世今生［J］．科学之友（上旬），2012（3）：11-14.

［4］ 李翊菲，孙晓生．《太平圣惠方》“食治论”卷中医养生学思想解读［J］．广州中医药大学学报，2014，31（6）：1016-1018.

［5］ 史琪，李爽桑，张清怡．《饮膳正要》含羊膳方养疗特色探析［C］// 中国药膳研究会．2021 中国药膳学术研讨会论文集，2021：3.

［6］ 王国玮．中药与食物中的“四气五味”［J］．保健医苑，2018（9）：20-22.

［7］ 左志琴，沈志华，周小青．中药十八反与“不反”刍议［J］．中医杂志，2018，59（15）：1346-1347，1350.

［8］ 陈绍红，柳海艳，钟赣生．话说中药“十九畏”［J］．家庭中医药，2015，22（7）：46-47.

［9］ 张萍．养生药膳的配伍禁忌［J］．南京中医学院学报，

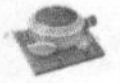

1994（3）：58.
[10] 李利娜．中医四季饮食养生［J］．大家健康（学术版），2013，7（22）：59.
[11] 邓沂．二十四节气药膳养生［M］．北京：中国中医药出版社，2018：9-13.
[12] 焦虎三，潘昱州，郑直．华夏历史中的羊文化［J］．农家顾问，2015（6）：162.
[13] 中国农畜家禽品种志编委会，中国羊肉品种志编写组．中国羊品种志［M］．上海：上海科学技术出版社，1989：21-126.
[14] 郑灿龙．羊肉的营养价值及其品质的影响因素［J］．肉类研究，2003（1）：47-48.
[15] 张德权．羊肉加工与质量控制［M］．北京：中国轻工业出版社，2016：17-20.
[16] 任秀芝．如何选购羊肉［J］．农村百事通，2020（5）：53.
[17] 丁香莲．绵羊肉和山羊肉的鉴别［J］．青海畜牧兽医杂志，2004（3）：52.
[18] 田飞．羊肉各部位烹饪不一样［N］．生命时报，2017-12-29（12）.
[19] 安子．巧吃肉更健康［M］．北京：机械工业出版社，2014：59-94.
[20] 张雪梅，杨勇，刘书亮．等．羊肉膻味组成及脱膻技术研究进展［J］．肉类研究，2008（9）：19-23.
[21] 马章全，张德鹏．古今羊肉保健养生指南［M］．西安：西北农林科技大学出版社，2007：2-8.
[22] 南京中医药大学．中药大辞典［M］．2 版．上海：上海科

学技术出版社，2014：1139-1148.

［23］麻仲学．中国医学疗法大全［M］．济南：山东科学技术出版社，1990：552-554.

［24］郝万山．郝万山伤寒论讲稿增订本［M］．北京：人民卫生出版社，2022：322-329.

［25］韩英豪．孙思邈内服膏方文献整理研究［D］．合肥：安徽中医药大学，2021：108-110.

［26］程磐基．汉唐药物剂量的考证与研究［J］．上海中医药杂志，2000（3）：38-41.

［27］徐凤凯，吴汇天，曹灵勇．《伤寒杂病论》特殊计量药物换算考证［J］．中华中医药杂志，2017，32（9）：4159-4162.